幸福中医文库

王幸福 主编

诊籍传秘
临证各科得心应手

张 博 编著

U0346668

中国科学技术出版社
·北 京·

图书在版编目（CIP）数据

诊籍传秘：临证各科得心应手 / 张博编著 . — 北京 : 中国科学技术出版社，2024.6

ISBN 978-7-5236-0614-8

Ⅰ . ①诊… Ⅱ . ①张… Ⅲ . ①中医临床—经验—中国—现代 Ⅳ . ① R249.7

中国国家版本馆 CIP 数据核字 (2024) 第 070555 号

策划编辑	于 雷 韩 翔
责任编辑	于 雷
文字编辑	卢兴苗
装帧设计	佳木水轩
责任印制	徐 飞

出 版	中国科学技术出版社
发 行	中国科学技术出版社有限公司发行部
地 址	北京市海淀区中关村南大街 16 号
邮 编	100081
发行电话	010-62173865
传 真	010-62179148
网 址	http://www.cspbooks.com.cn

开 本	710mm×1000mm 1/16
字 数	212 千字
印 张	14.5
版 次	2024 年 6 月第 1 版
印 次	2024 年 6 月第 1 次印刷
印 刷	北京顶佳世纪印刷有限公司
书 号	ISBN 978-7-5236-0614-8/R·3211
定 价	49.00 元

幸福中医文库编委会名单

内容提要

　　医案是医学的第一手资料，也是行医的真实写照。本书根据王幸福及其弟子临床研习及平素授课素材整理而成，旨在总结其中的临床经验、感悟，并自解自析，传教于人。书中所述涉及头面部疾病、心脏循环系统疾病、肺呼吸系统疾病、肝胆脾胃消化系统疾病、肾膀胱泌尿系统疾病、免疫代谢系统疾病、妇儿科疾病、皮肤科疾病、杂病、师徒经验交流等内容，从医案入手细说临证各科疾病治疗经验，详解临床应用要点，以期帮助读者理论与实际相结合，探究临床各科疾病最得心应手之诊治，为读者提供研习中医传承思想及经验的便捷途径。

　　全书行文流畅，条理清楚，对内经的内容阐述较通俗易懂，非常适合中医药工作者、中医药院校广大师生及中医药爱好者阅读参考。

前　言

　　2021年，我在秦皇岛正式拜师王幸福，随后整理了近100万字的中医文章资料，内容主要是师父的文章和幸福中医弟子群的医案讨论。2022年，我一边继续学习师父的学术思想、医疗经验，一边收集整理相关文章和师兄弟们的经验。这一年，还陪同师父到汕尾、广州、青岛、日照、北京、太原等地讲学。

　　通过整理资料，我对师父的诊疗思路有了更进一步的认识，加之陪同师父游历各地，近距离接受师父的言传身教，所以对现代医学有了更深的了解，学习方法也更清晰。师父不仅传授我医学知识，还像一位慈父关心我生活的方方面面。难怪古人说，一日为师，终身为父。

　　师父在一些用方用药上常有过人之举，如感染新型冠状病毒，师父首选小柴胡汤，重用柴胡。师父指出，柴胡退热除了传统理解，还可以影响下丘脑的体温调定点。柴胡量小，不能透过血脑屏障，就起不到作用。这个道理，师父在重用川芎治疗头痛时提出过。

　　根据柴胡可以作用到下丘脑，师父进一步提出，柴胡作用女性月经并不是肝主疏泄的作用，而是下丘脑－垂体－促性腺激素－性激素轴的作用。因此，大剂量柴胡可通经。柴胡不仅对女性生殖有调理作用，对男性生殖也一样有作用。

　　跟师时间长了，我也学会从中西医两个角度思考分析一些问题。与师父在交流小建中汤时，我提出除了重用白芍，可以松解痉挛的腹肌，麦芽糖也是止痛的关键。但这并不是传统中医学所说的"甘能缓急"，因为用白糖、蜂蜜代替麦芽糖，镇痛效果就差很多。麦芽糖起效的真正原因是含有大量B族维生素，B族维生素有很好的神经稳定作用，可以镇静止痛。同样的道理，也可以理解甘麦大枣汤的用方原理。

　　2022年12月初，感染新型冠状病毒的患者增多，此前我们都用中医技术帮助过身边的人，甚至外国友人，也探讨过如何诊治。面对突然增多的患者，师父也在第一时间公布了自己的清热解毒一号方和清热解毒二号方。师父的这两个方子帮助了很多患者，仅我的患者群就有多人受益。

师父的大义，感动了很多人，也收获了无数真诚的感谢，更让我们深刻理解了"做事先做人"的道理。大疫有医，自古以来每次大的疫情都有名医出来拯救民众。没想到自己也可以在有生之年参与到这样的事情中，贡献自己的绵薄力量。

2022 年，经中国科学技术出版社的精心编排，先后出版了《医镜探秘》《医案春秋》等多部中医著作，深受中医师、中医爱好者，甚至一些西医师的喜欢。大家都期待幸福中医文库系列继续出版新作。

这一年，大家继续在弟子群分享医案，积极分析，畅所欲言，学习交流氛围浓厚，收获满满。除了师父的医案学习，师兄弟们也积极分享自己在临床中的有效医案和心得。广东名医余峰师兄分享了大量的用药经验，和养生经验、汤方、中成药、食疗法相互配合，往往一击得中，妙不可言。分享并不局限于内治法，擅长外治的师兄弟也积极分享自己的心得，湖南的熊泽英亦将家传针灸秘法分享给大家。

书中所载医案真实可靠，未注明的均为王幸福老师的医案。静心阅读本书，仿佛置身于热火朝天的中医医案讨论中，这些都是实实在在的临床经验，拿来就可用，用了就见效。

幸福中医　张　博
于西安

目　录

头面部疾病

心脏循环系统疾病

肺呼吸系统疾病

肝胆脾胃消化系统疾病

肾膀胱泌尿系统疾病

免疫代谢系统疾病

妇儿科疾病

皮肤科疾病

杂 病

师徒经验交流

头面部疾病

脂溢性脱发医案

于某，男，28 岁。

症状：脱发，头顶明显，阴部潮湿。舌淡苔白，脉不详。

诊断：脂溢性脱发。

处方：归脾汤合二至丸加减。丹参 60g，生薏苡仁 60g，生黄芪 40g，当归 12g，党参 15g，茯神 60g，苍术、白术各 15g，女贞子 30g，墨旱莲 15g，豨莶草 30g，熟地黄 30g，砂仁（后下）10g，车前子（包煎）20g，陈皮 10g，羌活 6g，怀牛膝 15g，补骨脂 15g，生甘草 15g，清半夏 10g，生姜 6 片。15 剂。水煎服，日 2 次。

吴章武按：舌淡苔白，主方用归脾汤改善脾虚血虚体质；脾虚湿困，阴部潮湿主下焦湿重，并用二陈汤、二至丸兼顾；丹参拮抗雄激素；薏苡仁利三焦湿，专药专用量大取速效；用怀牛膝和补骨脂，是考虑患者有腰膝不适，小便次数多症状。

张博按：补骨脂和丹参都具有类雌激素作用。

头晕验案

刘某，女，57 岁。

症状：头晕，动则心慌，乏力，无食欲，咽喉不利多年，便黏，人瘦。舌胖白腻厚，网诊脉不详。

处方：补中益气汤合平胃散加减。生黄芪 60g，当归 12g，党参 30g，茯苓 30g，苍术 15g，陈皮 30g，枳实 30g，厚朴 15g，柴胡 6g，升麻 6g，石菖蒲 30g，佩兰 30g，藿香 30g，生甘草 10g，白豆蔻 15g，草果（捣）10g，生姜 10 片，大枣（切）3 个，甘松 15g，炒白术 30g，莪术 10g。7 剂。水煎服，日 3 次。

眠差、口腔溃疡医案

樊某，男，36岁。

症状：眠差，乏力，胸前疖子，口腔溃疡，色发白。脉双关浮濡，舌淡苔白。

处方：防己黄芪汤合甘草泻心汤加减。生黄芪60g，防己10g，生白术30g，黄芩30g，黄连6g，清半夏15g，党参30g，蒲公英30g，牡丹皮12g，赤芍12g，生甘草30g，干姜15g，茵陈30g，陈皮10g，金雀根30g，当归12g。

头痛欲裂医案（余峰医案）

患者，女，50岁，江西九江人。

症状：右侧头部胀痛如裂，眼似脱出，痛苦不堪。反复发作有四五年之久，一年中无规律性发作三四次，吃镇痛片，服用中药，效果都不如意。患者也曾做过检查，无器质性病变。体型偏胖，舌质嫩红水滑，苔薄白稍腻，远程诊疗脉诊无触。2022年1月22日患者旧疾又作来诊。

处方：黄芪50g，羌活5g，独活5g，防风5g，陈皮10g，肉桂3g，酒当归10g，白芍10g，赤芍10g，炒酸枣仁（捣碎）15g，生地黄15g，党参30g，炒白术10g，生甘草5g，酒黄连6g，炙远志5g，山药10g，丹参10g，鸡血藤15g，忍冬藤15g，酒大黄（后下）10g，桃仁（捣碎）10g，红花10g，北沙参30g，麦冬30g，炒菟丝子（包煎）30g，川芎10g，石菖蒲（后下）5g。3剂，北京同仁堂取药，每剂中药加黄酒300ml同煎。

患者晚上煎药，后服用了1次中药，同时用药渣加水泡了1次脚（这是我的一个用药习惯）。第2日患者电话告诉我，头痛去之七八，这几年来，从来都没有如此舒服过，患者特别开心。

按：此方用药特点，一是用羌活、独活、防风、川芎、石菖蒲等风药，组成"风药团队"，同时重用甘寒养阴之中药沙参、麦冬，以防风药过烈，滋润有源。二是远志一药，用在此方具有催化各药药力之效。

穿掘性毛囊炎治方（巩和平医案）

该方出自《备急千金要方》，原方为漏芦 15g，连翘 15g，白蔹 15g，芒硝 6g，甘草 9g，大黄（后下）9g，升麻 15g，枳实 15g，麻黄 9g，黄芩 9g。

临床使用中，一般会减小麻黄用量，5～6g，能起到火郁发之就行。现以医案说明。

李某，男，16 岁，山西忻州人，学生。2020 年 4 月 23 日初诊。

主诉：穿掘性毛囊炎 2 年。

现病史：患者 2 年前诊断为穿掘性毛囊炎，于山西各大医院治疗无效，无奈转往北京某医院治疗，花费 10 多万元，收效甚微，经人介绍来门诊面诊。症见头部有散在的多个肿块，肿块上脱发，少数肿块发红，顶部有脓点，前胸后背也有丘疹样红色小结节，患者偏胖，发育过快，小便偏黄，大便干。舌红苔偏厚，脉偏滑数。

诊断：蝼蛄疖（穿掘性毛囊炎）。

病因病机：过食肥甘厚腻，辛辣刺激食物，生湿热化火毒，加上精神压力大，睡眠不足，湿热毒上冲于头部，聚集化脓融合而成。

治则：清热解毒，活血散结，透毒排脓。

处方：漏芦连翘汤。漏芦 15g，连翘 30g，黄芩 15g，麻黄 5g，升麻 15g，白蔹 15g，甘草 10g，枳实 15g，大黄（后下）10g，芒硝 6g。7 剂。水煎早晚分服。

2020 年 5 月 3 日二诊：患者诉症状明显改善，红肿消退，结节变小，脓点消失，大便正常了。原方原量继续服用 7 剂。

2020 年 5 月 12 日三诊：患者诉 7 剂药吃完后，既没有减轻也没有加重，肿块结节没有明显缩小。考虑活血药用的有点少了，有些肿块化脓后没有排出来，堵于头皮下。

处方：原方基础上加大黄䗪虫丸。大黄䗪虫丸每次 1 丸，每日 3 次服用。

2020 年 5 月 22 日四诊：患者诉效果明显，肿块结节缩小，部分脱发的肿块上长出了新头发，大小便正常，但是身体躯干部位红色丘疹还有。考虑年轻人热性体质，适合用荆芥连翘汤，于是拟方如下。

处方：荆芥 10g，防风 10g，薄荷 6g，白芷 10g，桔梗 10g，连翘 15g，当归 12g，川芎 10g，赤芍 12g，生地黄 30g，黄连 6g，黄芩 12g，栀子 12g，黄柏 10g，柴胡 12g，枳壳 10g，甘草 10g。7 剂。水煎早晚分服。

2021 年 6 月 4 日五诊：患者四诊治疗后，头部毛囊炎未再复发，但身上的痒疹时好时坏，没有根除。恰逢恩师王幸福老师来山西太原修养，电话通知其复诊，王老师经过辨证论治，考虑原来处方缺少了托毒生肌类药，随即在原来的漏芦连翘汤基础上加了几味药。

处方：漏芦 15g，连翘 30g，黄芩 15g，麻黄 5g，升麻 15g，白蔹 15g，甘草 10g，枳实 15g，大黄（后下）10g，芒硝 6g，黄芪 30g，白芷 10g，莪术 10g，薏苡仁 30g，天花粉 15g。7 剂。水煎早晚分服。

1 周后患者家属打电话告诉我，孩子基本好了，效果不错，等放了暑假，再继续吃药巩固一下，以防复发。

按：漏芦连翘汤出自《小品方》和《备急千金要方》。古书记载其功效是治疗小儿热毒痈疽、疖肿，还可以治疗咽喉肿痛、腮肿、眼疾、痈疽发背、乳房肿痛、乳汁不通、瘰疬恶疮、湿痹筋脉拘挛、骨节疼痛、热毒血痢、痔疮出血等。

此方运用于临床效果很好，特别是穿掘性毛囊炎的治疗。曾治两例患者，第一例用的基本就是原方，没有做加减变化；第二例经过恩师王幸福的指点，加了白芷、薏苡仁、莪术、黄芪、天花粉，效果明显优于第一例，缩短了治疗周期。

处方的结构配伍在此不多做分析，漏芦、白蔹、升麻清热解毒散结，麻黄发散郁火，黄芩清上焦之热，枳实、大黄泻腑导热。

穿掘性毛囊炎，为现代医学之名，中医学称为疖，蝼蛄疖。此病难缠的原因就在于穿掘二字，虽然病因病机明确，但是治疗起来很难，因为每个结节肿块下面，头皮与颅骨处是相连通的，有点像地道，四通八达，治疗起来的感觉就是按下葫芦浮起瓢。第一例患者跑遍了省内及北京的医院也没有治好，第二例患者严重时还去医院进行手术治疗，结果都不理想，可想而知它的难治程度。这也确实不是西医医院的强项。有几个西医朋友说起这个病也很头痛，除了抗生素消炎和开刀手术，没有别的方法，有时根本无效。

沿用结节性痤疮的治疗，是因为二者症状极为相似，都是红肿硬结，偶有脓点，并且都在头面部发病。方症对应，自然想到了用此方治疗结节性痤疮，日后同行可以一试该方，验证效果。

胡德禹按： 最近有一位毛囊炎的患者，服中药20余剂，整个过程中头皮的丘疹会不断地发出，出脓头，再愈合。

巩和平按： 同样是治疗瘙痒，即所谓的风病，消风散有明显的分泌物，是表皮有湿气的表现，需要用防风除表皮的湿气；黄连阿胶汤可治疗瘙痒，但治疗的是阴虚，有明显的失眠、烦心等症；龙胆泻肝汤治疗瘙痒，一般是湿疹，且湿疹跟肝经湿热有关，会有口苦的症状；温清饮治疗的瘙痒，是肝经瘀热、血亏而致的瘙痒。

几乎所有现代意义上的肝有问题，都有皮肤黑暗、黄黑色等特征，所以温清饮治疗的瘙痒或其他血虚现象，必定带着肝脏的问题。

现代意义上肝出现了问题，必然会有嘴唇暗黑、痛经，所以温清饮也治疗痛经。黄连解毒汤虽然是中医学的名词，但是解毒二字，与现代意义上对肝定义为解毒之脏，也是很有关系的。

皮肤瘙痒，只要有皮肤暗黑，或黄褐色，或含有肝血虚的症状，或左关脉有涩象，就可以使用温清饮。如荨麻疹，荨麻疹是一种非常难治的疾病，中医学一般把这种皮肤病叫风疹，也就是所谓的风疾，起得快，消得也快，多会出现瘙痒，一般也会有皮肤暗黑或黄褐色的症状。

现代意义上的肝有问题，比如脂肪肝、肝炎之类的，都会有皮肤不清亮，脸色暗黑等，也可以考虑使用温清饮。

黄连解毒汤：黄芩、黄连、黄柏、山栀子，清热、泻火、凉血、解毒，治疗火邪、热毒充斥三焦，症见口干咽痛，身发红斑、牙龈糜烂、疮疡疔疖。对表里实热、赤痢、青春痘、毛囊炎、七窍出血，也有理想效果。老朽经验，火邪上冲、大便不行加大黄，名栀子金花丸；妇女功能性子宫出血暴崩证，加四物汤：熟地黄、当归、白芍、川芎，名温清饮，止血作用首屈一指。

清震汤、乌发丸合用

赵某，女，33岁。2022年3月22日初诊。

症状：头顶疼痛，脱发，纳差，月经不调（经期10天左右），脉细软，舌淡苔净。

诊断：脑垂体瘤。

处方：熟地黄30g，升麻15g，苍术10g，荷叶15g，怀山药30g，山萸肉30g，泽泻30g，牡丹皮10g，清半夏30g，川芎10g，陈皮10g，墨旱莲15g，侧柏叶30g，女贞子15g，豨莶草30g，桑寄生15g，菟丝子30g，茜草15g，首乌藤30g，怀牛膝10g，鸡矢藤30g，砂仁30g，茯苓30g，金雀根30g，白芷10g，杜仲30g，木香6g，七里香10g，当归10g，白芍15g。

治疗头痛呕吐

曾某，女，41岁。

主诉：两侧头痛4年。

症状：两侧头痛，感冒、月经前后严重，疼痛严重时呕吐，便溏便秘交替，矢气多，肠鸣，入睡难易醒多梦，憋气，困乏没精神，无欲纳差，脉浮软细，舌淡苔白舌缨线。

诊断：头痛。

处方：八珍汤合吴茱萸汤加减。吴茱萸10g，当归15g，川芎30g，白芍30g，党参30g，茯神30g，生白术20g，生甘草15g，大枣（切）10个，熟地黄30g，生姜6片，砂仁（后下）10g。

重用丹参治疗脂溢性脱发

徐某，男，25岁。2022年7月19日初诊。

症状：脱发，便黏，脉浮滑，舌淡苔白，舌尖红，苔中后部略厚。

诊断：脂溢性脱发。

处方：黄芩 15g，黄连 10g，党参 30g，侧柏叶 30g，豨莶草 30g，生甘草 10g，大枣 5 个，清半夏 15g，泽泻 30g，猪苓 15g，茯苓 30g，肉桂 10g，苍术 30g，陈皮 30g，生麻黄 6g，羌活 10g，干姜 10g，丹参 50g，生白术 30g。15 剂。水煎服，日 2 次。

按：丹参，在这里主要取雌激素作用，对抗雄激素；还可活血化瘀。

袁文思按：禢国维治疗脂溢性脱发时常配伍丹参、蔓荆子，认为丹参活血通窍，可通利毛窍，促进湿浊瘀毒外排。现代药理学亦证明丹参有明显的加强毛囊营养，抗雄性激素的作用。同时，禢国维认为丹参治疗脱发的有效成分是丹参酮，由于丹参酮是脂溶性的，高温久煎就会被破坏，因此丹参煎煮方法为"后下"。蔓荆子疏风清热，可上行头面部，同时蔓荆子也为脂溶性，可以帮助丹参酮的吸收，因此两者常为药对，有助于引药上行，活血通窍，直达病所。

口腔溃疡治疗验案

王某，男，37 岁。2021 年 9 月 14 日初诊。

症状：口腔溃疡 10 余年，脉弦细无力，舌淡红胖大齿痕，苔白腻。

诊断：口腔溃疡。

处方：甘草泻心汤合封髓潜阳丹加减。制龟甲 10g，鸡内金 15g，黄连 10g，黄芩 10g，党参 30g，生甘草 30g，大枣 3 个，清半夏 10g，生姜 10 片，陈皮 30g，枳壳 30g，茯苓 30g，生白术 30g，猪苓 15g，泽泻 15g，肉桂 10g。

按：治疗慢性口腔溃疡主方，药物包含甘草、黄连、黄柏、胡黄连、苍术、干姜、肉桂、太子参、制附子、鸡内金、砂仁、制龟甲。该方实为甘草泻心汤、附子理中汤、封髓潜阳丹之合方，集清热燥湿、健脾补肾于一体。

面瘫验案（巩和平医案）

马某，男，42 岁。

症状：1周前出现面瘫，眼睛闭合不全，耳后疼痛，吃饭漏水漏饭。

处方：补阳还五汤合葛根汤、牵正散。淫羊藿 30g，黄芪 120g。6 剂。

二诊：眼睛闭合正常，耳后疼痛消失，吃饭不再漏水漏饭，面瘫症状减轻，效不更方，继续服用 6 剂，以观后效。

专药治疗口腔溃疡

王某，男，37 岁。2021 年 9 月 23 日初诊。

症状：口腔溃疡 10 余年（近 1 周未发），舌淡红胖大齿痕，苔白腻，脉弦滑有力。

处方：封髓丹合甘草泻心汤、外台茯苓饮、五苓散加专药。黄芩 10g，制龟甲 10g，鸡内金 15g，生甘草 30g，党参 30g，大枣 3 个，清半夏 10g，生姜 10 片，陈皮 30g，茯苓 30g，枳壳 30g，生白术 30g，猪苓 15g，肉桂 10g，泽泻 15g，胡黄连 10g，升麻 30g，车前子（包煎）30g，干姜 30g，怀牛膝 10g。

二诊：血压 195/95mmHg，无头晕。

处方：上方泽泻加量至 60g，加砂仁（后下）15g，制附子（先煎）10g。

2021 年 10 月 21 日三诊处方：胡黄连 20g，茵陈 30g，陈皮 10g，枳壳 30g，党参 15g，茯苓 30g，生甘草 30g，苍术 25g，生白术 15g，泽泻 50g，猪苓 15g，肉桂 10g，黄连 10g，吴茱萸 3g，旋覆花 30g，代赭石 10g，车前草 30g，萹蓄 10g，瞿麦 10g，干姜 10g。

2021 年 10 月 28 日四诊处方：陈皮 10g，茵陈 30g，胡黄连 20g，枳壳 30g，茯苓 30g，党参 15g，苍术 25g，生甘草 30g，生白术 15g，猪苓 15g，肉桂 10g，泽泻 50g，黄连 10g，吴茱萸 3g，旋覆花 30g，萹蓄 10g，车前草 30g，代赭石 10g，草果 10g，干姜 10g，（巨）瞿麦 10g。

2021 年 11 月 4 日五诊处方：胡黄连 20g，茵陈 30g，陈皮 10g，枳壳 30g，党参 30g，茯苓 30g，生甘草 6g，苍术 40g，生白术 15g，泽泻 50g，猪苓 15g，肉桂 10g，黄连 10g，吴茱萸 3g，车前草 30g，萹蓄 10g，（巨）瞿麦 10g，干姜 20g，草果 6g，刀豆 20g，知母 6g，黄柏 6g，

生黄芪 30g，生牡蛎 30g。

2021 年 11 月 23 日六诊处方：黄芩 10g，胡黄连 6g，党参 30g，生甘草 20g，大枣 3 个，干姜 10g，肉桂 10g，制附子 10g，防己 10g，生黄芪 60g，苍术 30g，陈皮 10g，清半夏 30g，茯苓 30g，生麻黄 6g，大腹皮 15g，吴茱萸 3g，木瓜 10g，槟榔 10g。

赵静按：二诊中，胡黄连针对顽固性口腔溃疡，茵陈可降低胆红素，齿痕舌白腻选五苓散，而车前草、萹蓄、巨瞿麦、干姜通利下焦水湿，引火归元，缓解上焦溃疡。

许斌按：车前草为口腔溃疡专药。

周厚田按：临床经验，车前草可治疗扁桃体发炎，发热。

四逆散加专药治疗下颌淋巴结肿大

宋某，女，75 岁。2021 年 9 月 23 日初诊。

症状：下颌疼痛，淋巴肿大，咽喉痛，舌头不舒服，口黏，舌淡红苔白腻，脉弦滑有力。

诊断：下颌淋巴结肿大。

处方：清热三板斧合四逆散加减。鱼腥草 30g，荔枝草 30g，黄芩 30g，牛蒡子 20g，柴胡 10g，夏枯草 30g，生甘草 30g，白芍 30g，枳壳 10g，升麻 30g，积雪草 30g。

赵静按：荔枝草为咽痛、止热咳专药，积雪草为淋巴类专药，夏枯草为结节类专药，牛蒡子治疗头部痰饮包块。重用白芍、生甘草或兼止痛和解毒之用。

常文按：颈部淋巴结核，中医学称为瘰疬。一般采用内消瘰疬丸加山慈菇、夏枯草、牡蛎、浙贝母、天南星等软坚散结、消痰化瘤药物治疗。

汤方变法治疗咽痛

梁某，女，42 岁。2021 年 9 月 23 日初诊。

症状：咽部痒痛，无咽红，自觉胸闷，流清涕，眼睛痒，耳朵痒，口鼻干燥哮喘，舌淡红苔薄，脉滑。

诊断：咽痛。

处方：瓜蒌薤白汤合泻白散、过敏煎。全瓜蒌 30g，薤白 30g，桂枝 15g，枳壳 15g，厚朴 15g，桑白皮 30g，地骨皮 30g，生甘草 15g，牛蒡子 15g，菊花 6g，白芍 15g，密蒙花 30g，五味子 10g，乌梅 30g，防风 10g，银柴胡 10g，苦杏仁 10g，地龙 10g，炙麻黄 10g，紫石英 30g。

赵静按：瓜蒌薤白汤治疗胸闷脉滑、痰饮为主的胸痹，密蒙花为治眼睛专药，麻黄杏仁石膏汤为平喘专方，无热时去石膏。

普济消毒饮治疗面肿、瘙痒（余峰医案）

林某，女，远程诊疗。

症状：头部肿，瘙痒，夜间甚，影响睡眠，眼睛肿，视物受限。

处方：普济消毒饮。炒牛蒡子 30g，酒黄芩 5g，酒黄连 5g，生甘草 10g，桔梗 10g，板蓝根 10g，连翘 15g，玄参 30g，升麻 5g，柴胡 5g，陈皮 15g，薄荷（后下）5g，蝉蜕 10g，生石膏 30g，杏仁（捣碎）10g，炒薏苡仁 30g，白豆蔻（后下）15g，忍冬藤 30g，酒大黄（后下）10g，姜竹茹 30g。3 剂。北京同仁堂取药。

按：对于临床水肿的疾病，一般按照如下规律来治疗，上面的水肿用发散，下面的水肿用利水，中间的水肿用建中理中，如果是全身的水肿，可能三个方法都要用上，同时按照患者的情况进行辨证，侧重体质、病因等。

治疗头晕验案

医案 1 陈某，女，62 岁。2021 年 10 月 5 日初诊。

症状：眩晕（朝右眩晕），脑鸣，头胀，恶心，舌尖红舌苔厚腻，脉右寸不足关尺弦滑，左弦软。

诊断：眩晕。

处方：清震汤合温胆汤、龙胆泻肝汤加减。荷叶 10g，升麻 10g，苍术 10g，茯苓 30g，清半夏 15g，陈皮 10g，枳壳 10g，竹茹 15g，生甘草

10g，黄芩 10g，栀子 10g，龙胆草 10g，木通 10g，当归 15g，泽泻 15g，车前草 30g，制南星 15g，柴胡 10g，怀牛膝 10g，制龟甲 15g，生地黄 30g，代赭石 30g，生龙骨 15g，生牡蛎 15g。5 剂。水煎服，日 1 剂。

二诊处方：苍术 10g，陈皮 10g，生甘草 10g，龙胆草 10g，当归 15g，车前草 30g，生地黄 30g，生龙骨 15g，升麻 10g，清半夏 15g，竹茹 15g，栀子 10g，木通 10g，柴胡 10g，怀牛膝 10g，生牡蛎 15g，泽漆 10g，荷叶 10g，茯苓 30g，枳壳 10g，黄芩 10g，泽泻 15g，制南星 15g，制龟甲 15g，代赭石 30g。

三诊处方：苍术 10g，升麻 10g，荷叶 10g，陈皮 10g，清半夏 15g，茯苓 30g，生甘草 10g，竹茹 15g，枳壳 10g，龙胆草 10g，栀子 10g，黄芩 10g，当归 15g，木通 10g，泽泻 15g，车前草 30g，柴胡 10g，制南星 15g，生地黄 30g，怀牛膝 10g，制龟甲 15g，生龙骨 15g，生牡蛎 15g，代赭石 30g，天麻片 30g，柴葛 30g。

四诊：患者诸症好转，希望继续调理。

按： 无虚不成眩，基础方四物汤加四君子汤，专药为天麻；无火不成眩，基础方龙胆泻肝汤，专药为菊花；无痰不成眩，基础方泽泻或苓桂或温胆汤，专药为半夏、胆南星。此例是痰火上逆型眩晕。患者特殊症状是偏向一侧头晕，在其他医院的检查提示有颈椎问题。遇到此类头晕要考虑颈椎问题。

赵静按： 脑积水专方为苍术、升麻、荷叶，温胆汤治疗眩晕头胀脉滑等，舌红苔厚腻，选择龙胆泻肝汤，半夏、胆南星为化痰镇静药对，龙骨、牡蛎为镇静药对，代赭石为止呕专药，制龟甲为治疗脑鸣专药。

张博按： 清震汤，出自《素问病机气宜保命集》，又名"升麻汤"，由升麻、苍术、荷叶组成。

医案 2 张某，男，5 岁。2021 年 10 月 19 日初诊。

症状：头晕，便溏，脉浮滑，舌淡苔白厚舌缨线。

处方：泽泻 50g，干姜 15g，仙鹤草 30g，陈皮 30g，清半夏 10g，茯苓 45g，生甘草 10g，枳壳 10g，竹茹 15g，苍术 30g，升麻 10g，荷叶

30g，麸炒白术 30g。

头晕头痛治验

张某，女，52 岁。

症状：头晕头痛，手掌发黄，口苦口干口臭，眼白略黄，心烦，小便色黄，右浮软左沉弱无力，舌淡胖苔白。

处方：柴胡桂枝干姜汤合当归补血汤加焦三仙。柴胡 24g，桂枝 15g，干姜 20g，天花粉 20g，黄芩 12g，生牡蛎 30g，生甘草 15g，川楝子 10g，炒山楂 15g，炒神曲 15g，炒麦芽 15g，刘寄奴 15g，茵陈 30g，车前草 30g，生黄芪 60g，当归 15g，党参 30g。

王幸福按：刘寄奴在南方，过去也叫饭菜花。老百姓把它作为消化药。

许斌按：贫血为白细胞低，当归补血汤，用大剂黄芪。刘寄奴有很强的利胆利胰开胃作用。

袁文思按：黄症，就是分解排泄胆红素出现了异常。一个是肝的分解异常，一个是肾的排泄异常。口干、口苦为少阳见症，予柴胡剂。黄症加便溏，为太阴脾湿，可用桂枝剂解救。而仲景方中，因各种误治导致的便溏，多以干姜挽救。因此柴胡桂枝干姜汤便在可选范围，其中半个小柴胡汤可改善肝脏循环，桂枝、干姜、甘草可看作是桂枝人参汤的减味方，可改善水代谢，增强肝脏代谢，重点是改善肝脏的循环，所以活血药必不可少。

陈晨按：个人经验，小孩单纯的手掌发黄，检验指标正常的，多考虑脾虚，用保和丸加茵陈、栀子、黄柏。

魏庆富按：手掌发黄，考虑胡萝卜素摄入不足，或者其他色素沉积，针对本身就脾胃不好的患者，健脾和胃消积，效果好。

李光莲按：曾治一念珠菌性阴道炎的患者，意外发现双手发黄也被治好了！当时处方当归 10g，川芎 10g，白芍 10g，丹参 15g，茯苓 10g，白术 15g，泽泻 15g，黄芪 30g，柴胡 15g，枳壳 10g，炙甘草 10g，黄芩 10g，党参 10g，法半夏 15g，茵陈 15g，薏苡仁 30g，牛膝 15g。

张博按： 黄疸的成因在于高胆红素血症，许多原因可以引起高胆红素血症，如肝细胞损伤、溶血、肝内外阻塞等。胆红素在体内主要通过肝细胞排出，再经胆管排入肠道，少数可经尿排出，因此，利胆对于消除高胆红素血症有重要意义。茵陈具有促进胆汁分泌和弛缓奥迪括约肌的效果，茵陈利胆的有效成分有6,7-二甲氧基香豆素、对羟基苯乙酮、绿原酸、咖啡酸等，故其水煎、水浸或乙醇提取物均能促进胆汁分泌和排出。这个方子有四逆散和茵陈，正好解除黄疸。柴胡剂和茵陈都能解决肝胆代谢引起的高胆红素血症。

解表化湿治疗头痛（周厚田医案）

张某，女，58岁。

症状：头痛8年，恶冷怕风，脉浮滑，舌质暗，胖大，齿痕，苔白腻。冬夏皆终日戴帽子。

病机：表寒未解，湿郁中焦。

诊断：头痛。

治则：解表化湿运中焦。

处方：桂枝15g，陈皮25g，苍术15g，厚朴15g，藿香15g，草果6g，炒地肤子15g，荆芥15g，防风15g，红花6g，白芷30g，生姜15g，川芎15g，炙甘草12g。

按： 方中重用白芷，是关键。

面瘫治疗原则

简单介绍一下急性面瘫和面瘫后遗症的治疗。

急性面瘫，指的是面瘫7天内，可以分为风寒证和风热证。急性期激素治疗很有必要，选择醋酸泼尼松片30mg，每日1次，饭后服用，连服5~7日，可配合中药针灸治疗，一般耳后和头痛的患者恢复会比较困难，容易落下后遗症。

面瘫后遗症，指的是治疗3个月以上没有明显疗效，或者留下了口眼㖞斜的症状，不能继续缓解。此是中医治疗的重点。面瘫后遗症患者，如果急性期是风热型，不建议做热理疗，可以行普通针灸，超过1周可以使用电针仪治疗，面部的肌肉神经走行比较复杂，单嘴唇就有三层肌肉，分别控制嘴唇的不同动作。很多医生用"牵正散"来治疗急性面瘫，但这个方剂适合中枢型面瘫伴有肢体不利者，而日常见到的面瘫多为周围神经面瘫，最简单方便的一个方剂是小续命汤。

（常 文）

面神经麻痹（胡德禹医案）

霍某，女，28岁。

症状：右侧面神经麻痹1个月，疼痛提示有炎症。检查示损伤66%，吃激素2周至今未恢复。心慌乏力，易腹泻，舌苔白厚腻。

治则：益气活络，祛风止痛。

处方：玉屏风散合牵正散加减。生黄芪30g，防风10g，炒白术20g，茯苓15g，羌活10g，白芷10g，细辛3g，川芎10g，灵芝30g，焦三仙（焦麦芽、焦山楂、焦神曲）各10g，厚朴10g，蜈蚣1条，丹参30g，甘草10g，地龙15g。14剂。

按：早期用药精准可痊愈，错过最佳治疗期，容易遗留后遗症，不容易康复。

鼻咽癌放疗后口干、水肿（周厚田医案）

症状：鼻咽癌放疗后，自觉口干，全身水肿。

处方：沙参15g，石斛15g，川楝子6g，枸杞子12g，麦冬15g，生地黄15g，玄参15g，芦根30g，桑叶25g，天花粉15g，生山药25g，五味子10g，白花蛇舌草25g，半枝莲25g，仙鹤草50g。

服药3日，来电诉口干明显减轻，精神好转，全身水肿消失。

按：全方并无利水之药，患者证属阴虚水肿，滋阴清热水邪自除。鼻咽癌，是因肺热移于鼻咽，患者复又放疗，火上浇油，加重阴虚肺燥，取滋阴清热，润金之法，是釜底抽薪，又金水相生，滋肺阴，母健子安，可利小便。此并非某一味药的作用，而是根据病机病因用药。

治疗眼病医案（周厚田医案）

患者，非洲工作者，线上诊疗。

症状：疟疾后1个月，经期第3日，低头弯腰选木皮子时，突然出现左侧视物不清，左眼出现像云雾状视觉异常，伴有很多小黑点，呈现游走性，视力进行性急剧下降，半日内发展至看东西只能看到大体的轮廓，手指看不清几根，左眼视力仅存光感。自行放血治疗后，可看清手指，仍自觉云雾状视觉异常，结膜红血丝。

处方：潜阳封髓丹合苓桂术甘汤加减。砂仁30g，制附子（先煎）10g，黄柏15g，炙甘草15g，龟甲（先煎）6g，怀牛膝15g，肉桂（后下）10g，益母草60g，生蒲黄10g，苍术15g，茯苓15g。

二诊：6剂药后，效果非常好，云雾状视觉异常减轻，结膜血丝变成薄雾状，视力恢复，眼睛无明显涨感，有飞蚊症的感觉，不影响视物。

巩和平按：苓桂术甘汤可治疗眼压高。

周厚田按：大剂量益母草也可治疗眼压高。

许斌按：蒲黄对玻璃体积血和黏膜病变有特效。临床常用蒲辅周九子地黄汤加当归、赤小豆、密蒙花、木贼、蒺藜，根据病情选择用药，也可全用，效果可。

余峰按：常用蒲黄、木贼草放入相应的治疗眼疾的方剂中，治疗某些眼疾（如白内障、老花眼）效佳。

治疗耳鸣验案

医案1 张某，女，34岁。2021年10月21日初诊。

主诉：耳鸣8年。

症状：耳鸣，夜间严重，月经失调，月经周期延长，偶至2个月，矢气多，脉右浮软左浮软细，舌淡红苔白。

处方：益气聪明汤加减。木香10g，陈皮10g，肉桂10g，升麻10g，党参30g，生甘草15g，麸炒白术15g，柴胡10g，当归15g，生黄芪

60g，柴葛根 30g，蔓荆子 10g，石菖蒲 15g，防风 15g，白芍 15g，黄柏 5g，茯苓 40g，炒酸枣仁 30g，干姜 10g，磁石 10g。

2021 年 11 月 2 日二诊处方：木香 10g，陈皮 10g，肉桂 10g，升麻 10g，党参 30g，生甘草 15g，麸炒白术 15g，柴胡 10g，当归 15g，生黄芪 60g，柴葛根 30g，蔓荆子 10g，石菖蒲 15g，防风 15g，白芍 15g，黄柏 5g，茯苓 40g，炒酸枣仁 30g，干姜 10g，磁石 10g，熟地黄 60g，怀山药 30g，山萸肉 30g，阿胶 10g，五味子 30g。7 剂。水煎服，日 1 剂，服用 7 日。

三诊：守方，原方基础上加了六味地黄丸之补药（熟地黄、怀山药、山萸肉）及阿胶、五味子。

按： 益气聪明汤治疗耳鸣，石菖蒲芳香化湿开窍，常年耳鸣肝郁，用柴胡、木香、陈皮、当归等。二诊时选用五味子，取夜间镇静之效。

医案 2 郭某，男，20 岁。2021 年 5 月 4 日初诊。

症状：20 天前感冒后引发耳鸣，脉寸关浮弱尺滑，舌淡苔白齿痕苔略厚，小便略黄。

处方：五苓散合外台茯苓饮、益气聪明汤。茯苓 30g，肉桂 10g，泽泻 30g，猪苓 30g，生黄芪 45g，生甘草 10g，白芍 10g，黄柏 6g，升麻 6g，柴葛根 60g，蔓荆子 10g，茯神 30g，生白术 15g，苍术 15g，太子参 30g，陈皮 30g，枳壳 30g，生姜 10 片。

咽炎治验

李某，女，25 岁。2021 年 10 月 21 日初诊。

症状：咽炎，晨起嗓子干痛（略肿），晚饭后胃胀，左寸弱关尺浮软右浮滑，舌淡苔白齿痕严重。

处方：五苓散合半夏厚朴汤加减。清半夏 15g，香附 12g，郁金 12g，木香 10g，厚朴 10g，生姜 15 片，茯苓 30g，泽泻 30g，肉桂 6g，麸炒白术 10g，猪苓 10g，紫苏梗 15g，紫苏叶 15g，陈皮 10g，牛蒡子 10g，积雪草 15g，穿山甲（代）2g。

赵静按：患者齿痕舌严重，用五苓散；咽炎用半夏厚朴汤；腹胀明显，用香附、郁金、陈皮、紫苏梗、穿山甲理气消胀；咽部不利，用牛蒡子；用积雪草以化痰止咳。

过敏性鼻炎、失眠（胡德禹医案）

患者过敏性鼻炎，眠差，入睡困难。诊断为鼻渊病，肺脾气虚证。

处方：玉屏风散合过敏煎加专药。生黄芪30g，炒白术15g，防风15g，黄芩10g，麻黄8g，细辛5g，路路通15g，地肤子10g，徐长卿15g，苦杏仁10g，银柴胡15g，五味子10g，乌梅15g，厚朴15g，陈皮15g，桂枝10g。7剂。

二诊：1剂效果立竿见影，当日睡眠明显好转。

巩和平按：地肤子治疗过敏性鼻炎疗效确切，为方便记忆，我把方子编成口诀如下。

鼻炎清涕属虚寒，青龙汤合屏风散。

再加附子来温阳，蝉蜕长卿地肤裹。

重用甘草地肤子，胜过激素作用强。

王幸福按：中医学认为鼻渊当责之肺窍失利或肝胆湿热内蕴而发，鼻渊丸中辛夷芳香开窍，又有黄芩、栀子清热，加之回逆散疏肝利胆，合当归、红藤活血通络。口诀总结如下。

鼻渊鼻塞流脓涕，辛夷当归炒栀子。

四逆散加消瘰丸，枯草藤香黄芩含。

理臭舌红苔黄腻，潘仁瓜仁鱼腥系。

头晕、失眠医案

高某，女，37岁。2021年10月14日初诊。

症状：头晕，眠差，疲乏，脉浮软，舌淡苔白厚齿痕。

处方：泽泻汤合小柴胡汤加减。白芍15g，仙鹤草30g，柴胡10g，清半夏15g，大枣3个，生姜10片，生甘草10g，陈皮30g，泽泻45g，天麻片30g，茯神30g，生白术30g，车前子（包煎）20g。

2021 年 10 月 28 日二诊：头晕已除，眠差明显改善，疲乏改善，咳嗽无痰，脉浮软，舌淡苔白齿痕。

处方：白芍 15g，仙鹤草 30g，柴胡 10g，清半夏 15g，生姜 10 片，大枣 3 个，生甘草 10g，陈皮 30g，泽泻 45g，茯神 30g，天麻片 30g，生白术 30g，五味子 30g，车前子（包煎）20g，干姜 10g。

通窍活血汤治疗头痛

王某，女，60 岁。2021 年 11 月 2 日初诊。

症状：头痛欲死已 5 日，集中在前额。舌淡红苔后部略腻，有齿痕。脉不详（远程诊疗）。

西医诊断：神经性头痛。

中医诊断：头痛。

病机：风寒郁滞，经络不通。

处方：通窍活血汤加减。赤芍 10g，白芍 30g，川芎 30g，桃仁 10g，大枣（去核）7 个，红花 10g，老葱白（切碎）3 根，鲜生姜（切碎）9g，白芷 30g，蜈蚣 6 条，清水全蝎 30g。3 剂。水煎服，日 3 次。

陈晨按：前额属阳明，白芷主治阳明头痛。

左眼红肿医案（陈晨医案）

症状：突发左眼红肿痒痛，异物感，时有黄色脓样分泌物，迎风流泪，舌淡红，苔淡黄水滑。自用金霉素和眼药水，口服黄连上清片后，目肿加重伴腹泻。

处方：茵陈五苓散加减。泽泻 10g，白术 10g，猪苓 10g，苍术 10g，桂枝 6g，茵陈 15g，菊花 15g，冬瓜皮 30g，蔓荆子 10g，升麻 6g。

服上方 1 剂，红肿全消，腹泻止。

眼角干裂医案

汪某，女，30 岁。2021 年 11 月 23 日初诊。

症状：眼角干裂，脉弦细，舌淡苔白齿痕。

处方：洗刀散合一贯煎加减。防风 10g，连翘 10g，羌活 10g，独活 10g，决明子 15g，蔓荆子 15g，木贼 10g，玄参 15g，当归 15g，荆芥 10g，滑石粉 15g，薄荷 10g，生麻黄 10g，生白术 10g，赤芍 15g，大黄（后下）6g，黄芩 10g，川芎 10g，栀子 10g，桔梗 3g，密蒙花 15g，蝉蜕 6g，菊花 10g，白蒺藜 15g，生甘草 10g，北沙参 15g，麦冬 15g，川楝子 10g，枸杞子 10g。

按：洗刀散，出自《删补名医方论》："治风热上攻，火眼赤痛，聚生云翳，外障遮睛。

防风一钱，石膏一钱，滑石一钱，归尾一钱，赤芍八分，羌活八分，荆芥五分，黄芩五分，连翘五分，川芎五分，桔梗五分，麻黄五分，白术五分，大黄五分，芒硝五分，独活五分，玄参五分，木贼五分，菊花五分，白蒺藜五分，蝉蜕五分，草决明五分，薄荷四分，栀子四分，蔓荆子四分，细辛三分，甘草三分，加清茶叶五分，水煎服。

目之病内障者，昏暗不明而不肿痛，得之于内七情动中，劳伤心肾也，外障者，赤肿而痛睛不昏暗，得之于六淫所袭，热蕴经络也，故内障多虚，外障多实。子和曰：眼无火不病，非止内障，正指外障而立言也，外障赤肿而痛者，或散外邪，或泻内热，或并解之，可立愈也，其有风火上攻，留而不散，凝结云翳，掩其光明者，又非或散或下所能即愈也，洗刀散方既可以攻风热，又可以去云翳，是一方而兼擅其长也，方中用防风通圣散全剂，是主以去风热也，倍归尾、赤芍，是治风先治血，血行风自灭也，加羌活、独活、蔓荆子倍防风，是祛风而专在太阳表也。太阳之里少阴也，故又加细辛直走少阴，加玄参下安肾火，是治表而顾及其里也。其加木贼、蝉蜕、草决明、白蒺藜、菊花者，是佐诸祛风清热之群药，以消风热聚壅之云翳也。"

补中益气汤治疗颈椎病

黄某，女，54 岁。2022 年 2 月 26 日初诊。

症状：失眠，胃胀，便秘，颈腰椎增生。脉双关浮濡，舌淡苔薄。

处方：补中益气汤加减。生黄芪 40g，当归 12g，生白术 60g，太子参 30g，生甘草 10g，柴胡 10g，黄芩 6g，川楝子 10g，陈皮 15g，升麻 10g，柴葛根 60g，茯苓 30g，泽泻 30g，黄柏 6g，炒酸枣仁 50g，首乌藤 30g，杜仲 30g，川断 30g，白蔻仁 10g，厚朴 10g，木香 6g，生姜 6 片，大枣（切）3 个，生麦芽 15g，丹参 30g，生龙骨、生牡蛎各 30g。10 剂。水煎服，日 2 次（上午、下午各 1 次），每次 180ml。

治疗黄斑水肿验案

江某，男，45 岁。2021 年 10 月 28 日初诊。

症状：黄斑水肿，左眼中央静脉阻塞，视物模糊半年，右弦滑左沉弱，舌淡苔白。

处方：五苓散合抵当汤。茯神 25g，苍术 12g，葶苈子 3g，桃仁 10g，羌活 10g，泽泻 20g，茯苓皮 25g，肉桂 10g，生甘草 10g，怀牛膝 10g，虻虫 10g，生麻黄 3g，干姜 6g，夏枯草 30g，生白术 60g，车前子（包煎）20g，丹参 30g，夜明砂 20g，猪苓 15g，牡丹皮 10g，香附 15g，穿山甲（代）30g，土鳖虫 60g，生水蛭 60g。打粉装胶囊，每次 6 粒，每日 3 次。

二诊处方：桂附地黄丸合八味大发散加减。葶苈子 5g，夜明砂 20g，制附子 10g，肉桂 6g，熟地黄 30g，怀山药 30g，山萸肉 30g，茯苓 30g，泽泻 30g，牡丹皮 10g，菊花 10g，枸杞子 15g，当归 12g，生麻黄 6g，赤芍 10g，白蒺藜 30g，生白术 30g，羌活 10g。水煎服。土鳖虫 100g，生水蛭 100g，穿山甲（代）30g。打粉装胶囊，每日 3 次，每次 6 粒。

赵静按：菊花、枸杞子、白蒺藜、夜明砂为眼病专药，葶苈子可减轻眼压，当归、赤芍活血散结，生麻黄、生甘草、白蒺藜、羌活为眼结膜炎出血验方。

六味地黄丸加减治疗脑瘤术后

刘某，男，19 岁。2021 年 12 月 2 日初诊。

症状：2017 年脑瘤（生殖细胞瘤）行放化疗，甲状腺功能减退症（简称"甲减"）病史，多饮多尿，免疫力差，记忆力差，脉浮滑，舌尖红苔白厚腻。

　　处方：六味地黄丸加减。怀山药 30g，山萸肉 100g，茯苓 15g，泽泻 15g，牡丹皮 10g，生黄芪 120g，生甘草 15g，石菖蒲 10g，远志 10g，砂仁 10g，陈皮 10g，北五味子 30g，淫羊藿 50g，仙鹤草 30g，熟地黄 120g，羊红膻 30g。

心脏循环系统疾病

治疗心衰验案

席某，女，63岁。2022年2月20日初诊。

症状：心脏病，心动过速，心慌、胸闷、气短，下肢水肿1个月，高血压、糖尿病、胆结石病史，眠差，便干，左浮软，舌胖大苔白略厚。

处方：当归芍药散合防己黄芪汤、鸡鸣散加减。当归12g，白芍12g，生白术15g，茯苓20g，川芎10g，泽泻30g，防己10g，生黄芪40g，槟榔10g，木瓜10g，枳实15g，丹参15g，（细）生晒参15g，生姜6片，大枣3个。3剂。水煎服，日1剂。

二诊：3剂症状减轻，后未更方，继服10余剂，病情基本稳定。

袁文思按：以十全大补汤、防己黄芪汤、鸡鸣散加减。

黄炜按：当归芍药散、鸡鸣散、防己黄芪汤、外台茯苓饮加丹参、槟榔，增加心肌动力，活血利水。

炙甘草汤治疗心悸

胡某，女，67岁。2022年5月10日初诊。患者心悸，期前收缩，时欲晕厥，ST-T异常，脉结代。

处方：炙甘草汤。甘草30g，红参片15g，生地黄、熟地黄各75g，桂枝15g，阿胶（烊化）10g，麦门冬30g，麻仁10g，丹参30g，川芎15g，红景天30g，淫羊藿30g，大枣（切）10个。7剂。水煎服，日3次。

三方合用治疗心脏病

刘某，男，20岁。患者心电图显示ST段改变，右手脉弦软，左手脉弦滑，舌嫩胖大，苔白，齿痕。

处方：补中益气汤合生脉饮、苓桂术甘汤。黄芪40g，当归12g，白晒参20g，甘草15g，柴胡6g，升麻6g，陈皮10g，麦冬30g，北五味子

30g，茯苓 30g，桂枝 15g，炒白术 30g，红景天 30g，生姜 6 片，大枣 3 个，丹参 30g，枳实 30g。15 剂。水煎服，日 2 次。

冠心病验案

医案 1　郑某，女，55 岁。

症状：冠心病（冠状动脉粥样硬化性心脏病）胸痛，血脂高，胃胀受凉后加重，喉至食管发痒，少量痰，头怕风，汗多，腹痛，腹泻。脉浮软，舌淡红苔薄白。

处方：当归芍药散合半夏厚朴汤、玉屏风散。当归 12g，赤芍 12g，茯神 30g，川芎 10g，炒白术 30g，泽泻 30g，防风 10g，生黄芪 60g，党参 30g，桂枝 15g，生甘草 15g，木瓜 12g，紫苏梗 12g，接骨木 15g，鹿角霜 15g，陈皮 10g，丹参 30g，红花 10g，淫羊藿 30g，骨碎补 30g，炒山楂 30g，制龟甲 10g，鹿衔草 30g，蛇床子（包）20g，姜半夏 12g，厚朴 10g，车前子（包煎）20g，生牡蛎 90g，生姜 6 片，大枣 6 个。15 剂。水煎服，日 2 次。

巩和平按：水血互结，用当归芍药散；胃胀有痰，用半夏厚朴汤；咽喉发痒，用蛇床子；怕风汗出，用黄芪赤风汤；改善心肌供血，用丹参、红花；降血脂，用炒山楂。

王幸福按：怕风汗出，用的是玉屏风散，不是黄芪赤风汤。咽喉及食管发痒胃胀用的是半夏厚朴汤加蛇床子、车前子。

医案 2　范某，男，78 岁。

症状：胸闷气憋，活动后减轻，小腿肿，大便干。舌淡红苔略干腻。脉不详。冠心病搭桥术后，既往血压高、血脂高、血糖高。

处方：桂枝汤加厚朴、杏仁合葶苈大枣汤加减。西洋参 30g，桂枝 45g，白芍 45g，厚朴 30g，杏仁（捣碎）15g，炒葶苈子（包煎）30g，炙甘草 30g，生姜 30g，大枣（切）12 个。7 剂。水煎服，日 3 次，热饮。

黄炜按：胸闷活动后减轻，属于气机瘀滞，桂枝汤调畅气机，厚朴、杏仁去阻滞，舌干用西洋参益气养阴，葶苈子减轻水肿。

医案3 郑某，女，53岁。

症状：冠心病心绞痛，胸闷，气短，偶背痛，喉痒咳嗽，小腿胀，上楼微喘，乏力。饮食、二便基本正常，已经绝经。舌淡红苔白，脉不详。既往骨质疏松。

处方：三合汤合冠心2号加减。当归12g，赤芍12g，川芎15g，茯神30g，白术30g，泽泻30g，防己10g，生黄芪60g，桂枝15g，生甘草15g，木瓜12g，紫苏叶12g，槟榔片10g，接骨木15g，鹿角霜15g，陈皮10g，丹参30g，红花10g，淫羊藿30g，补骨脂15g，制龟甲（打碎）10g，蛇床子（包）12g。10剂。水煎服，日2次。

二诊处方：当归12g，赤芍12g，茯神30g，川芎15g，生白术30g，泽泻30g，防风10g，生黄芪60g，党参30g，桂枝15g，生甘草15g，木瓜12g，紫苏叶12g，槟榔10g，接骨木15g，鹿角霜15g，陈皮10g，丹参30g，红花10g，淫羊藿30g，补骨脂15g，制龟甲10g，蛇床子12g，鹿衔草30g，生姜6片，大枣（切）6个。15剂。水煎服，日2次。

袁文思按：①患者有冠心病基础，表现为胸闷气短等血脉痹阻症状。②有恶风汗出等表虚症状。③上楼微喘、乏力，是气血两虚。④下肢骨质疏松、腿胀是下肢供血不良，营养达不到下肢。综合以上四点，选用三合汤，同时，加黄芪桂枝五物汤和黄芪赤风汤，加强通血痹、固表能力；加接骨木、鹿角霜、淫羊藿、补骨脂、制龟甲、蛇床子、鹿衔草补肾壮骨，以增强雄性激素增强钙质吸收，龟甲补充钙元素；加红花、丹参，增强血液循环，改善心脏和下肢供血。

医案4（巩和平医案） 患者，男，76岁。

症状：胸闷胸憋，运动后加重，心慌，咳嗽气紧，痰黄白色，偶有下肢轻微水肿，舌质暗红，苔白满布，脉濡滑，二便正常。既往冠心病、不稳定心绞痛、鼻炎、气管炎。

处方：血府逐瘀汤、葶苈大枣泻肺汤、瓜蒌薤白汤合用，加丹参、杏仁、白茅根、泽泻、茯苓、车前子。

高血压方

医案 1 陈某，男，34 岁。海员。

症状：血压偏高，舒张压高，偶头晕，饮食二便基本正常。舌淡苔白腻，脉不详。

处方：泽泻汤合五苓散、肾着汤、真武汤加减。茯神 30g，干姜10g，白术 30g，生甘草 6g，桂枝 30g，泽泻 60g，车前子（包煎）30g，怀牛膝 30g，制附子 5g，白芍 30g，夏天无 30g，白花蛇舌草 30g，香附10g，钩藤（后下）30g。15 剂。水煎服，日 2 次。

袁文思按： 海员，久处寒湿，吃盐太多。以怀牛膝配合肾着汤、五苓散、真武汤温阳利水，改善水电解质代谢，降低血容量和改善心脏负荷；夏天无、钩藤降压组合；白花蛇舌草、香附去厚苔组合；其中针对头晕症状重用泽泻。这个方子类似利尿剂，同时还具有强心、安神、恢复身体正常代谢功能的作用。

医案 2（胡德禹医案） 患者，女，54 岁。

症状：周身倦怠无力，少气懒言，心慌、气短、胸口疼痛，难以入睡，出汗严重，后颈项酸痛，转侧困难。

处方：天麻、钩藤、石决明、葛根、川芎、鸡血藤、丹参、夏枯草、龙胆草。

二诊：诸症消退，眠安。未服用高血压药，高血压不适症状消失。

按： 上方主治肝阳上亢型高血压，并可改善心肌供血，强心强脑。

心脏不适

李某，男，43 岁。2022 年 3 月 22 日初诊。

症状：血脂高，心脏不适。口黏，脉弦滑，舌淡苔厚腻。

处方：瓜蒌薤白汤合小青龙汤（心脏不适去麻黄），舌苔厚腻温胆汤。全瓜蒌 30g，薤白 30g，桂枝 15g，厚朴 10g，枳实 10g，陈皮 30g，细辛 6g，五味子 15g，苍术 15g，竹茹 15g，生姜 6 片，大枣 3 个，炒山楂30g，干姜 10g，清半夏 15g，茯苓 30g。

张博按： 瓜蒌增加心脏冠脉流量，改善心肌缺血。瓜蒌提取物乙醇溶解成分有很强的扩血管作用，而水溶性成分抑制血管扩张。瓜蒌提取物明显降低胃酸分泌和胃酸浓度，对乙酰胆碱引起的回肠收缩有明显松弛作用。瓜蒌仁所含脂肪油可致泻，可作为缓和的泻下剂。提高细胞免疫，减轻炎症，减少分泌物，降低痰液浓度。

袁文思按： 小结胸即是略严重于痞证而轻于大结胸的一类疾病。痞，大多数情况是胃炎胃动力减弱导致。按杨大华老师的观点，小结胸应归于痞证范畴。

大结胸，在条文中属于腹膜炎症状。但现在认为，组织间隙的渗出都可以按照大结胸证来治疗，使用大陷胸汤。薤白有效成分不溶于水而溶于酒精。大、小半夏汤的镇吐即是因为半夏的中枢神经镇静作用。小半夏汤减弱了胃动力，故加生姜，同时解半夏毒；大半夏汤使体液缺失，加人参、白蜜补液补能量，白蜜也能缓和半夏毒。大承气汤能解除肠梗阻状态，通过泻下排除内毒素，还能改善肠道微循环。

张博按： 单味薤白提取物能够抑制平滑肌细胞的增生，减少泡沫细胞的形成，具有抗动脉粥样硬化的作用。瓜蒌薤白半夏汤能明显减轻动脉粥样硬化灶病变程度。

吴章武按： 我们一直说泻下存阴，在现代医学的数据上应该就是维持电解质正常。

袁文思按： 古人见到的急性患者中，有便秘、狂躁、口干、腹痛等症状，通过泻下的方法，除了症状得到改善，还见到"口和""了然汗出""小便利"，这代表阴液恢复，就认为泻下可以存阴。其实，泻下法一方面是排出肠道毒素，另一方面是恢复胃肠道正常的蠕动，使其恢复吸收水（津液）的功能，让身体恢复正常的水电解质代谢。

排出的毒素包括了本身是毒的物质，也包括代谢后的产物。古人的治疗方法是对的，但现代部分医家的解释理论是错的。我的理解是经方，用现代医学理论解释有四大功效。①恢复正常的神经传导功能；②恢复正常的血液循环和淋巴循环；③恢复正常的胃肠道功能；④恢复正常的体液代谢。

五苓散加减治疗肺癌心衰（吴依芬医案）

何某，女，93 岁。

主诉：确诊肺癌 1 年余，胸闷气促伴咳嗽咳痰 1 个月余，加重 1 周。

现病史：自 2020 年 11 月份确诊晚期肺癌后一直服用靶向药物奥希替尼，1 个月前反复咳嗽咳痰伴有气促入住我院呼吸科，给予抗感染、强心、利尿治疗，病情无明显好转，近 1 周加重，症见端坐呼吸，不能平卧及进食，咳嗽剧烈，咳大量白稀痰，胸闷，喘憋，眼睑水肿，双下肢水肿，近几日未大便。舌淡胖水滑，脉数，迟脉弱。家属意愿维持治疗，至少半年。

辅助检查：听诊满肺啰音。鼻吸管吸氧，血氧维持在 90%～95%，心率每分钟 100～120 次，血压偏低。C 反应蛋白接近正常，白蛋白 29g/L。

处方：丹参 20g，葶苈子 40g，枳实 15g，猪苓 15g，泽泻 15g，茯苓 20g，苍术 20g，肉桂 5g，款冬花 15g，紫菀 15g，甘草 5g，发酵虫草菌粉（冲服）3g。3 剂。嘱尽量当日喝上药。

第 2 日二诊：老人咳嗽减轻，下肢水肿减轻，纳眠明显好转，患者家属诉老人早起自行刷牙洗脸，喝了一大碗粥，可坐在椅子上喝中药，并说这个凉水（东莞人称中药为凉水或凉茶）好。

第 8 日三诊：守原方用满 7 日，症状基本好转。复查心脏彩超，心脏射血分数达到 55%。

后续治疗考虑肿瘤的问题，依然加上对心功能有不良反应的贝伐单抗，后续中药给予五苓散、金匮肾气丸、心衰三剑客（丹参、葶苈子、枳实）维持，半年内，老人每个月开中药，肿瘤也控制得非常好。

按：丹参、葶苈子、枳实是治疗心衰的专药，丹参活血化瘀，葶苈子利胸中之水，枳实理气强心，相当于现代医学治疗心衰的活血强心利尿药，考虑患者水潴留，给予大剂量葶苈子 40g。五苓散在《伤寒论》中原治蓄水证，乃由太阳表邪不解，循经传腑，导致膀胱气化不利，而成太阳经腑同病。太阳表邪未解，故头痛微热；膀胱气化失司，故小便不利；水蓄不化，郁遏阳气，气不化津，津液不得上承于口，故渴欲饮水；

其人本有水蓄下焦，饮入之水不得输布而上逆，致水入即吐，故此又称"水逆证"；水湿内盛，泛溢肌肤，则为水肿；水湿之邪，下注大肠，则为泄泻；水湿稽留肠胃，升降失常，清浊相干，则为霍乱吐泻；水饮停于下焦。水气内动，则脐下动悸；水饮上犯，阻遏清阳，则吐涎沫而头眩；水饮凌肺，肺气不利，则短气而咳。治宜利水渗湿为主，兼以温阳化气之法。方中重用泽泻为君，以其甘淡，直达肾与膀胱，利水渗湿。臣以茯苓、猪苓之淡渗，增强其利水渗湿之力。白术、茯苓相须，佐以白术健脾以运化水湿。考虑老人水湿泛滥，白术改苍术，肉桂有温阳作用。患者咳嗽剧烈，考虑大便结，给予通便止咳的紫菀，配款冬花，小剂量甘草复脉，不造成水钠潴留，调和诸药。考虑年老肾衰不纳气，久病肺气虚，给予发酵虫草菌粉补益肺肾。

窦性心动过缓伴心律不齐（吴章武医案）

杨某，女，40岁。

症状：心慌，胸闷，气短，苔白，舌边红。查心电图：窦性心动过缓伴心律不齐。

处方：炙甘草18g，生晒参10g，生地黄50g，桂枝10g，麦冬15g，火麻仁15g，大枣20g，焦白术10g，干姜5g，细辛2g，豆豉姜5g，砂仁3g，红景天10g。7剂，颗粒制剂，日3次。

二诊：服药2周后症状消失，复查心电图正常。

吴章武按：这个按现代医学的理论没到心衰的地步，没有咳嗽，只有心功能减退，所以以症状和心电图改变为主。

如果病情继续延续，心功能进一步受损，心脏负荷进一步加重。水液代谢继续加重，可能就是水肿，再进一步就是心脏器质性改变，心脏后负荷加大，心房增大。下一步可能就会出现左心衰，从而出现咳嗽。

一般门诊常见的早期心功能减退，多以心率和心电图合并症状诊断。咳嗽不是早期的典型症状。慢慢加重合并其他改变最后诱发心衰。

中医学心阳不足和心阳不振的"心悸、怔忡→胸痹→真心痛"，是一个疾病发展的过程。

水肿验案

医案 1（常文医案） 患者，女，76 岁。

症状：双下肢水肿，手关节痛，耳鸣，脚痛，抽筋。

处方：鸡鸣散加减。当归 30g，玄参 30g，金银花 15g，丹参 30g，甘草 30g，木瓜 30g，白芍 30g，伸筋草 15g，桂枝 10g，生姜 15g，大枣 20g，黄芪 30g。

二诊：服 7 日药，已无不适。效不更方，继续服药巩固。

医案 2 刘某，男，55 岁。2021 年 12 月 19 日初诊。

症状：1 年前脑梗死病史，住院时卧床多。全身水肿，腹部明显，用利尿药后效果不明显，小便不多，大便尚可。网诊脉不详。

处方：当归芍药散合防己黄芪汤、鸡鸣散加减。赤芍 15g，当归 12g，川芎 10g，茯神 30g，生白术 45g，猪苓 15g，泽泻 30g，防己 10g，生黄芪 60g，大腹皮 15g，陈皮 15g，桑白皮 12g，吴茱萸 3g，紫苏叶 6g，桔梗 3g，生姜皮 6g，槟榔 15g，木瓜 9g，肉桂 6g。7 剂。水煎服，日 1 剂。

医案 3 宋某，男，67 岁。

症状：下肢浮肿。

诊断：冠心病。心阳不振证。

处方：三合汤、葶苈大枣泻肺汤加减。当归 12g，川芎 10g，泽泻 30g，白芍 20g，白术 12g，茯苓 15g，黄芪 50g，防己 20g，紫苏叶 12g，木瓜 12g，大腹皮 12g，葶苈子 30g，大枣 15g，

赵福娟按： 此患者前期用药五苓散、猪苓汤、苓桂术甘汤，效不佳。后选用上方，1 周后水肿消失。半个月后患者水肿又起，继用上方 1 周，肿消。

巩和平按： 当归芍药散、防己黄芪汤、鸡鸣散、葶苈大枣泻肺汤，主治水血互结症引起的胸腹腔积液、下肢水肿、气肿。

医案 4 杨某，男，86 岁。

症状：全身水肿，便秘，夜尿多。脉迟结代，每分钟 60 次。舌淡苔白略腻。既往糖尿病、心力衰竭病史。

处方：防己黄芪汤、当归芍药散、鸡鸣散合用加减。生黄芪 60g，当归 30g，防己 10g，生白术 30g，川芎 10g，赤芍 15g，茯神 30g，泽泻 30g，吴茱萸 3g，大腹皮 20g，金樱子 30g，木瓜 15g，制附子（先煎）6g，生姜 10 片，生甘草 6g，沙苑子 30g，车前子（包煎）20g，怀牛膝 10g，葶苈子（包煎）20g，陈皮 10g，金雀根 30g。

二诊处方：生黄芪 120g，当归 15g，防己 10g，生白术 30g，川芎 10g，赤芍 10g，茯神 30g，泽泻 30g，桂枝 10g，陈皮 10g，吴茱萸 3g，大腹皮 15g，木瓜 15g，制附子（先煎）15g，干姜 10g，生甘草 10g，淫羊藿 30g，沙苑子 30g，肉苁蓉 30g，红景天 10g，羊红膻 30g，车前子（包煎）15g，怀牛膝 15g，葶苈子（包煎）20g。5 剂。

患者反馈：服药后效果很好，面部、手部的水肿减轻，腿部是早上起来中上部减少，下部和脚还有水肿。全身的水肿，仅剩下腿脚肿。

按：把两诊的处方对着看，分析一下其中的变化。

张博按：一诊以利水为主，二诊加强了心衰的治疗和补肾。先处理主要矛盾，显效后再处理根本问题。

陈晨按：二诊倍黄芪，黄芪赤风汤，改善微循环。增加附子用量，改生姜为干姜，四逆汤加大温阳之力。淫羊藿补肾温阳，羊红膻、红景天、葶苈子温阳强心利水。

肺呼吸系统疾病

扶正祛邪利水治疗肿瘤性肺不张、胸腔积液

刘某，男，86岁。2022年2月26日初诊。

症状：肺不张，胸腔积液，怀疑肿瘤。

处方：生黄芪40g，红景天30g，防己10g，白术30g，生甘草10g，益母草30g，生薏苡仁30g，枳实15g，葶苈子20g，当归12g，白芍15g，川芎10g，茯苓30g，泽泻30g，车前子（包煎）20g，泽漆30g，白晒参30g，陈皮10g，生姜6片，大枣（切）6个。7剂。水煎服，每日少量频服。

二诊：服药4剂后，症状明显改善，气喘减轻，精神可。当地医院疑似恶性肿瘤，需行气管镜等检查，确诊后再化疗。权衡后，患者及家属选择保守治疗。剩余3剂药物服完后，想继续服用中药，期望减少腹腔积水和止血。

魏庆富按：防己黄芪汤，加白参、红景天益气利水；当归芍药散，加车前子、薏苡仁活血利水；益母草、枳实、葶苈子活血强心利水；泽漆解毒化痰，肺部肿瘤专药。总之患者仍是水气病，治疗以益气解毒、活血利水为主。

肺癌治疗

医案1（吴依芬医案） 赵某，男，61岁。

症状：肺鳞癌晚期，期间化疗过4次，目前是肺部感染。既往肝囊肿，脂肪肝，高血压。舌脉不详。

处方：补中益气汤合小柴胡汤，加肺炎三把斧。生黄芪60g，白晒参20g，红景天30g，当归10g，夏天无30g，黄芩30g，鱼腥草30g，金荞麦30g，白花蛇舌草50g，浙贝母30g，生薏苡仁50g，海浮石30g，清

半夏 15g，桔梗 6g，生甘草 30g，生姜 15g，陈皮 10g，砂仁 15g，大枣（切）10 个。10 剂。水煎服，日 3 次。

吴依芬按：该患者有高血压，不用柴胡，是因为柴胡有升阳的作用。

在学习研究药物功效时，仅从药物性味成分以药测证地解释药物的功效主治，往往难以揭示药的深层含义与特殊功效；但从临床应用，特别是一药多用的实践经验来理解方的功效，则更容易把握药的本质。从方的组成和功效及药物的性味成分来分析确定他们的作用是教材的主要方式。这是一种脱离实践的研究成果。对我们临床工作者来说有害无益。

医案 2 李某，男，54 岁。2021 年 9 月 27 日初诊。

症状：咳痰，口中乏味，纳呆，走路急则喘，便溏，脉右寸弱浮软左细，舌淡苔白瘀点。身体消瘦。

诊断：肺癌晚期。

处方：外台茯苓饮、消瘰丸、焦三仙加专药。生晒参 20g，生黄芪 60g，红景天 30g，茯苓 30g，炒白术 30g，苍术 10g，干姜 30g，陈皮 10g，枳壳 10g，生薏苡仁 30g，泽漆 50g，生牡蛎 30g，玄参 10g，炒山楂 5g，炒麦芽 15g，炒神曲 15g，土贝母 30g，仙鹤草 30g，绞股蓝 30g，白英 30g，蛤蚧 1 对。30 剂。水煎服，日 1 剂。

咳喘验案

王某，男，45 岁。

症状：咳喘甚，鼻塞无涕，身痒，便干。舌尖边红，苔厚，脉不详。

处方：银翘散合升降散、桑菊饮加减。金银花 15g，连翘 15g，桑叶 10g，菊花 6g，薄荷 3g，荆芥 6g，防风 6g，淡豆豉 6g，牛蒡子（炒）15g，桔梗 3g，淡竹叶 12g，生甘草 10g，炙紫菀 10g，款冬花 10g，炒僵蚕 6g，蝉蜕 6g，生大黄（后下）6g，芦根 15g。3 剂。水煎服，日 3 次。

咳嗽验案

医案 1（周厚田医案） 杨某，女，13 岁。

症状：支原体感染，咳嗽，脉浮滑，舌泛红，苔黄。

处方：桂枝加厚朴杏仁汤加减。桂枝 15g，陈皮 15g，苍术 15g，厚朴 15g，半夏 15g，藿香 15g，草果 6g，木香 15g，砂仁 10g，鱼腥草 15g，金荞麦 15g，黄芩 15g，生姜 6 片，炙甘草 10g，紫苏梗 15g，杏仁 15g，红花 6g，炒神曲 15g。

3 剂咳止。

医案 2（张博医案） 患儿，男，8 岁。

症状：夜间平卧咳嗽，23 时至凌晨 1 时甚，无痰，夜间磨牙，刚入睡时汗大，睡着后无汗，面部红点，平素饮食偏素，纳可，易饿，面色萎黄，入睡困难，易哭，易怒，小便黄，大便日 1 行，偏软，偏多。既往中度贫血病史。

处方：小柴胡汤合小青龙汤加减。柴胡 24g，黄芩 12g，姜半夏 9g，生姜 9g，大枣 15g，党参 9g，细辛 3g，麻黄 10g，甘草 12g，浮小麦 30g，生白芍 15g，蝉蜕 10g。3 剂。

按： 夜间 23 时至凌晨 1 时咳，用小柴胡汤；平卧咳嗽，倚息不得卧，用小青龙；蝉蜕通过镇静起止咳作用，浮小麦通过修复营养神经作用止咳。

许斌按： 细辛、麻黄、蝉蜕，都可以降低气道高反应。现代医学用黄体酮治疗肾结石，中草药是否也可？内源性的用菟丝子，外源性的用紫河车。支气管哮喘的治疗，临床上用射干麻黄汤加菟丝子、熟地黄、附子；气管痉挛明显者，加木香、枳壳、厚朴，甚者全蝎、蜈蚣；金水六君煎治疗支气管哮喘慢支缓解期，大剂量熟地黄填精补肾，肾上腺素皮质激素分泌会增加。

瓜蒌红花甘草汤能治疗带状疱疹是因为瓜蒌和红花都是特异性抗病毒的药，甘草酸苷皮质激素，现代医学治疗疱疹早期会用激素，防止神经纤维化，后遗神经痛。支气管哮喘急救可针灸鱼际，鼻尖素髎，甚至十宣，这些穴位会产生大量的肾上腺素，从而缓解支气管痉挛，缓解支气管哮喘。中药不光有药理作用，还有多靶点作用，即药物的特性和共性。如一个寒性的快速性心律失常，甲用香砂六君子，乙用温胆汤，丙用二陈汤，都有效，丁用小柴胡汤也有效，戊把半夏去了，就没效了，因为半夏就是寒性的快速性心律失常的专药。这就是药的特异性。

医案3（巩和平医案） 患者，女，51岁。

症状：3天前夜间起床照顾生病母亲，随后出现咳嗽，痰白黏稠，咳痰不利。症见咳嗽，咽部憋胀，气逆，口干，舌淡苔白，服用阿莫西林、甘草片效果不佳。脉象不详。

诊断：咳嗽。郁火外感证。

治则：清热解表。

处方：小青龙汤合麻杏石甘汤加天花粉。2剂，早晚分服。

1剂后，除轻微咳嗽，其他症状消除，咽部不再憋胀。

按： 该患者因照顾家属熬夜上火，近期天气寒冷，夜间频繁起床，是内火外感之症，风寒束肺，肺气不得宣发，故而咽部憋胀；肺火、肺热，故而咳痰不利。最初考虑半夏散及汤，咳嗽严重，也考虑小青龙汤（其中就包含半夏散及汤），内热外寒、口干，也考虑麻杏石甘汤合方，最后处方如上，效如桴鼓。

慢性支气管炎治验

麦某，女，52岁。2022年5月15日初诊。

症状：微咳，有泡沫痰，胸闷肋胀，纳差，乏力，汗多，夜尿多。舌淡苔白腻，脉不详。既往慢性支气管炎病史。

处方：补中益气汤合玉屏风散、柴胡桂枝干姜汤。生黄芪90g，党参30g，当归12g，炒白术30g，生甘草10g，陈皮30g，柴胡10g，升麻10g，防风10g，干姜30g，肉桂10g，鹿衔草30g，沙苑子30g，砂仁15g，木香6g，枳壳30g，生龙骨、生牡蛎各30g，生姜3片，大枣（切）3个。15剂。水煎服，日3次。

鼻炎效方

医案 1 闵某，男，30 岁。2021 年 9 月 16 日初诊。

症状：流鼻涕，鼻痒，眼睛痒，胸闷，流鼻血，脉浮细，舌暗红苔薄白。

诊断：鼻炎。

处方：四逆散合日本鼻炎方加减。柴胡 10g，白芍 10g，枳壳 10g，生甘草 30g，苍耳子 10g，鱼腥草 30g，红藤 30g，桔梗 3g，白芷 10g，生麻黄 6g，桂枝 10g，黄芩 30g。10 剂。水煎服，日 1 剂。

2021 年 11 月 2 日二诊：鼻塞、鼻干好转，鼻毛脱落已愈，自觉胸闷气短，阴囊潮湿，手麻，脉浮软，舌暗红苔薄白。

处方：柴胡 10g，白芍 10g，枳壳 10g，生甘草 30g，苍耳子 10g，鱼腥草 30g，红藤 30g，桔梗 3g，白芷 10g，黄芩 30g，银柴胡 10g，防风 10g，乌梅 15g，五味子 15g，陈皮 10g，荆芥 10g，生黄芪 60g，海金沙 30g，香附 15g，全瓜蒌 15g，薤白 15g。10 剂。水煎服，日 1 剂。

日本汉方（鼻炎方）组成：柴胡 15g，枳实 9g，白芍 15g，甘草 5g，吴茱萸 6g，夏枯草 15g，红藤 15g，生牡蛎 20g。

张博按： 加大生甘草用量，可以清热解毒，促进鼻黏膜修复，鱼腥草、黄芩、红藤量大，说明鼻炎是热证。

巩和平按： 舌质红，流鼻血，有内热；打喷嚏，流清涕，脉浮外感表证，无火不感冒。

赵静按： 鼻渊当责之肺窍失利或肝胆湿热内蕴，方中既有宣散之辛夷，又有黄芩清热；加之四逆散疏肝利胆，合红藤活血通络，可宣散通窍。

针对鼻窦炎、脓性鼻炎，用黄芩、鱼腥草、辛夷、桔梗、苍耳子等，效果更好。

患者脉浮，用麻黄，又得桂枝之辛甘温增强了发汗的作用。重用生甘草 30g，以清热解毒。

张博按： 麻黄在这里不单纯为解表，还改善了鼻黏膜血管。这个处方不拆解，当作一味专药用。这样记忆，学习会快很多，王老师能看两千多本书，就是不纠缠于过多理论。效方、专方，好用就当作一味药记住，再拆解，强行解释，越解释越复杂。

王幸福按：张博的理解是对的，有成方或者药对的尽量不要去拆解。只抓住它的整体功效去理解就行了。对方中的单药不是原方中的，或者药对中的要单独理解。

赵静按：二诊用药，选择四逆散，加鼻炎专药，重用黄芪，瓜蒌、薤白，治疗胸闷、气短；海金沙治疗阴囊潮湿；香附疏肝理气；荆芥为风药，改善微循环，治疗寒性鼻炎。

曹雪按：桔梗只用3g，取其载药上行，量宜小，清宣。

医案2 耿某，男，36岁。2021年9月16日初诊。

症状：鼻塞流涕，头汗、手汗多，白发多，眠差，淋巴肿大，遇寒阴囊内缩，食冷腹泻，便干，脉象浮滑有力，舌淡红胖大，舌缨线中间裂纹，苔白厚。既往脂肪肝病史。

诊断：鼻炎。

处方：四逆散合附子理中汤加减。枳壳15g，白芍15g，柴胡10g，吴茱萸3g，夏枯草30g，生甘草10g，红藤30g，生龙骨30g，生牡蛎30g，鱼腥草30g，山萸肉45g，五倍子10g，苍耳子10g，辛夷（包煎）3g，白芷10g，积雪草30g，玄参15g，浙贝母30g，陈皮30g，茯苓30g，清半夏10g，干姜15g，制附子10g，车前草30g，淫羊藿30g。7剂。水煎服，日1剂。

张博按：鼻炎症状较重，伴有中焦虚寒，选择鼻炎方合附子理中丸，加龙骨、牡蛎；山萸肉重用敛汗；有淋巴结肿大，加消瘰丸；积雪草散结；加淫羊藿温肾阳。鼻炎方中四逆散也可治阴寒疝气，一方多用。小柴胡汤也可一方多用，一药多用，也是王老师的用药特色。

谷精草合方治疗过敏性鼻炎

医案1 杨某，男，8岁。2022年9月1日初诊。

诊断：过敏性鼻炎。

处方：谷精草 10g，木贼 9g，青葙子 10g，辛夷花 12g，僵蚕 10g，蝉蜕 12g，羌活 6g，白芷 3g，防风 6g，麻黄 5g，黄芩 10g，葛根 20g，细辛 3g，冬瓜仁 30g，甘草 12g，鱼腥草 15g，桑白皮 10g。7 剂，日 1 剂，早晚各 1 次，开水冲服。

医案 2 杨建华，男，42 岁。

症状：纳少，腻油，便溏，乏力，气憋，眠差，性弱。舌淡红苔薄。脉不详（网诊）。既往肺结节病史，左肺上叶有小气囊。

处方：补中益气汤合阳和汤、消瘰丸。生黄芪 40g，当归 10g，炒苍术、炒白术各 15g，党参 30g，生甘草 10g，柴胡 6g，升麻 6g，陈皮 10g，鹿角霜 30g，熟地黄 30g，生麻黄 6g，白芥子 10g，炮姜炭 15g，肉桂 6g，玄参 30g，浙贝母 30g，生牡蛎 30g，积雪草 60g，夏枯草 30g，泽漆 30g，淫羊藿 30g，清半夏 15g，干姜 10g。15 剂。水煎服，日 2～3 次。

按：用炒苍术和炒白术是防止腹泻。该患者易受风受凉，吃油腻食物容易出现腹泻。其中干姜甘草汤是专门治肺的，温肺化饮，炮姜炭也是防止腹泻的。再用方的时候，其中的药一定要从多方面考虑，这一点请大家注意。尽量一药多用，一药可以兼顾很多方面。

赵鹏飞按：患者纳少腻油便溏，乏力气憋，考虑中气不足，补中益气顾护中焦，补中益气升阳，佐阳和汤温阳散寒通滞，合淫羊藿以调肾性弱。消瘰丸清热化痰软坚散结，对肺结节小气囊专方治疗，积雪草、夏枯草、泽漆清热散结，半夏化痰湿，干姜温阳，以顾脾气。养肾阳，清肺浊，清肺补中温肾，各司其职，寒热并重，标本兼治。

袁文思按：纳少、乏力、便溏，是脾气虚，用补中益气汤，其中加苍术以"健脾不如运脾"之用。上有结节下有阳痿，正是阳虚痰结。以阳和汤原方温阳化痰。消瘰丸（玄牡贝），见症治症。并加专药泽漆、积雪草、夏枯草加强消结之功。

淫羊藿配阳和汤加强治"性弱"，半夏、干姜散助阳和汤祛水湿，原方治"干呕吐涎沫"，乃是水湿停聚胸脘所致。

张博按： 牡蛎含钙，钙可以止泻，牡蛎又可利水散结及安神，一药多用。

御寒汤治验

医案 1　鼻炎。

韦某，女，41 岁。2022 年 2 月 28 日初诊。

症状：流涕，喷嚏，微咳，痰多，咽部异物感。

病机：外感风寒，郁久发热化痰。

诊断：鼻炎。

处方：御寒汤加减。羌活 10g，白芷 6g，防风 10g，辛夷（包煎）3g，苍耳子 10g，黄连 3g，黄芩 30g，升麻 10g，鱼腥草 30g，金荞麦 30g，山豆根 10g，款冬花 10g，紫菀 10g，陈皮 10g，生甘草 15g，桔梗 10g，连翘 30g，忍冬藤 30g，枇杷叶（包）10g。3 剂。水煎服，日 3 次。

3 剂药后，诸症好转。已无明显流涕，轻度咽哑，偶有咳嗽，少量白痰，咽部异物感。

医案 2　急性气管炎。

梅某，男，60 岁。

症状：咳嗽，有痰，气急，憋气 10 余日。饮食、二便基本正常。西医药治疗未效。舌胖大苔薄白，脉不详。

诊断：急性气管炎。

处方：御寒汤合小青龙汤加减。防风 10g，羌活 10g，白芷 10g，黄芩 10g，黄连 6g，升麻 10g，生黄芪 40g，党参 15g，陈皮 10g，生甘草 10g，佛耳草 10g，款冬花 10g，苍术 10g，生麻黄 10g，桂枝 10g，杏仁 15g，干姜 10g，细辛 3g，北五味子 15g，金荞麦 30g，炙紫菀 10g。10 剂。水煎服，日 3 次。

按： 治疗上，小青龙汤为治咳专药，用麻黄汤治喘，两方合用，再加专药。患者前期用凉药过多，主要是因消炎药。同时疾病迁延了 10 余日。既有寒也有虚，所以用御寒汤加麻黄汤（或称为小青龙汤）。

张博按：用御寒汤和小青龙汤合方，麻黄解除气道痉挛，改善通气是关键。

吴依芬：肿瘤患者咳嗽伴有白痰多寒证，用以上思路治疗，疗效确实很好。

医案 3 鼻炎、慢性气管炎。

鱼某，男，52 岁。

症状：咳嗽，咽痒，痰稀，气喘，天冷加重，鼻塞、鼻干，小便无力，左关浮滑右弦滑，舌淡苔薄。既往慢性咽炎 10 余年，前列腺肥大病史。

诊断：鼻炎，慢性气管炎。

处方：黄连 3g，羌活 10g，生甘草 15g，款冬花 15g，白芷 10g，防风 10g，升麻 12g，党参 30g，陈皮 10g，苍术 12g，生黄芪 40g，鱼腥草 30g，苍耳子 10g，炒僵蚕 10g，蝉蜕 10g，地龙 10g，牛蒡子 10g，鹅不食草 15g，紫菀 12g，金荞麦 30g，浙贝母 10g，黄芩 15g，穿山龙 30g。

口角干裂、疼痛

患者，2022 年 3 月 5 日初诊。

症状：经常性口角干裂、疼痛多年。

处方：甘草泻心汤合防己黄芪汤、泻黄散。生甘草 30g，黄芩 10g，黄连 6g，清半夏 20g，党参 30g，干姜 10g，生黄芪 40g，防己 10g，白术 30g，藿香叶 21g，山栀仁 6g，石膏 15g，防风 12g，大枣（切）3 个。7 剂。水煎服，日 2~3 次。

按：用防己黄芪汤是取其健脾利湿作用。

过敏煎加鼻炎用药治疗鼻炎（胡德禹医案）

患者，女。

症状：过敏性鼻炎，鼻塞，影响睡眠。

诊断：肺脾气虚证。

处方：生黄芪30g，炒白术15g，防风15g，黄芩10g，麻黄8g，细辛5g，路路通15g，地肤子10g，徐长卿15g，苦杏仁10g，银柴胡15g，五味子10g，乌梅15g，厚朴15g，陈皮15g，桂枝10g。7剂。

二诊：服用1剂，立竿见影，当日睡眠佳。

验方治鼻窦炎

陈某，女，54岁。

症状：经常早醒，烘热，大便干，面部褐色斑，绝经7~8年。舌淡苔薄白，有齿痕。脉不详（网诊）。

诊断：鼻窦炎。脾肾阳气不足证。

处方：二仙汤合甘麦大枣汤加减。淫羊藿30g，仙茅10g，巴戟天12g，当归30g，黄柏6g，知母6g。水牛角20g，炒枣仁30g，生白术（打）50g，淮小麦50g，大枣（切）6个，炙甘草15g，谷精草24g，白芷15g，辛夷（包煎）6g，首乌藤30g，金雀根30g。15剂。水煎服，日2~3次，每次160ml左右。

张博按：二仙汤、甘麦大枣汤治鼻窦炎。甘麦大枣汤稳定神经，患者应该有情绪问题。水牛角治烘热专药。淮小麦、浮小麦主要取其麦壳的谷维素、维生素B_{12}营养神经作用。

田艳海按：甘麦大枣汤治疗早醒，患者早醒提示有抑郁状态。

张博按：浮小麦主要是麦壳的作用，淮小麦除了麦壳，还有麦仁的功效。浮小麦和淮小麦都可以稳定情绪，但是因为小麦重，如果取稳定情绪的作用，用淮小麦量就要大。浮小麦30g，或者淮小麦60~80g，一般会加大枣、牡蛎、黄芪、黄精等加强作用，所以小麦用量可以酌减。但如果单用甘麦大枣汤，小麦的量一定要大，用60g以上。

过敏性鼻炎治案

王某，女，46岁。

症状：过敏性鼻炎，每年发作3个月，皮肤瘙痒，红色丘疹，日轻夜重，易感冒。

处方：玉屏风散、小青龙汤、麻附辛加专药。桂枝 10g，白芍 20g，麻黄 10g，干姜 10g，细辛 6g，五味子 10g，清半夏 12g，甘草 30g，制附子 12g，黄芪 30g，白术 15g，防风 10g，蝉蜕 10g，徐长卿 15g，路路通 15g，地肤子 30g，荆芥 10g，生姜 3 片，大枣 6 个。7 剂。

诸症消，偶有瘙痒。上方加生地黄 15g，红花 6g，赤芍 12g。巩固善后。

巩和平按：不起眼的甘草，可以缓急止痛，抗过敏，治泌尿系感染，修复黏膜。气虚型、虚寒型，用小青龙汤、玉屏风散加麻黄、附子、细辛；过敏型，用过敏煎。蝉蜕止痒疏风、镇静。症见鼻流清涕，打喷嚏，甚则哮喘，咽喉痒，眼睛痒，耳朵痒。其实上方还包括麻黄桂枝各半汤。甘草用量，18 岁以下的需减量，用 15g。总结歌诀如下。

鼻炎鼻衄属虚寒，青龙汤合屏风散，

再加附子来温阳，蝉蜕长卿地肤裹。

鼻炎鼻塞流脓涕，辛夷当归炒栀子，

四逆散加消瘰丸，枯草藤香黄芩含。

腥臭舌红苔黄腻，薏仁瓜仁鱼腥系。

鼻炎清涕属虚寒，青龙汤合屏风散。

再加附子来温阳，蝉蜕长卿地肤裹，

重用甘草地肤子，赛过激素作用强。

胸闷、心烦治疗验方（周厚田医案）

患者胸闷，心烦，口苦，纳差，脉弦，舌边稍红，苔黄白夹杂。西医检查无异常。

处方：小柴胡汤合柴胡疏肝散加减。柴胡 20g，生麦芽 30g，半夏 15g，白芍 15g，黄芩 12g，炒枳实 10g，党参 15g，生姜 6 片，大枣 6 个，甘草 12g，制香附 15g，陈皮 15g，青皮 12g，炒神曲 10g，合欢皮 25g。

服药 1 周而愈。后又因工作压力大而复发，原方巩固治疗。

心脏供血不足、胸闷（周厚田医案）

陈某，男，66 岁。

主诉：胸闷、气短 3 个月。

症状：胸闷、气短，轻度怕冷，无其他不适，二便正常，饮食尚可，舌苔暗红，舌下静脉曲张，舌苔白，厚腻无力，脉结代。

诊断：胸痹病。心阳不足证。

治则：振奋心阳，活血理气通络。

处方：附子 25g，干姜 10g，茯苓 30g，桂枝 30g，甘草 15g，黄芪 50g，当归 10g，赤芍 10g，炒桃仁 5g，红花 5g，瓜蒌 25g，薤白 10g，红景天 25g，羊红膻 25g，柴葛根 30g，丹参 25g，川芎 10g。

二诊：胸闷、气短明显减轻，身体稍有力，脉平缓有力，舌质已经不暗红，无静脉曲张，自诉干农活也无不适，效不更方，原方继服 1 周。

按：此患者是心阳不足引起的胸痹，处方四逆汤、桂枝甘草汤合半夏薤白瓜蒌汤，救逆回阳，宽胸理气，加黄芪、当归益气生血，赤芍、桃仁、红花、川芎、丹参、葛根、红景天、羊红膻活血通脉，提高血氧量。全方救逆回阳，益气养血，理气通脉切中病机，起效快，疗效好。

干咳便秘验案（张博医案）

陈某，男，69 岁。

症状：干咳，晨起口苦、口干，鼻尖发红，大便干燥，多梦，梦呓。舌体胖大，多裂纹，苔薄白。

处方：龙胆泻肝汤加减。麦冬 50g，姜半夏 10g，大枣 9g，甘草 15g，醋五味子 10g，南沙参 15g，龙胆 10g，黄芩 20g，泽泻 15g，生栀子 15g，川木通 6g，酒当归 30g，生地黄 30g，柴胡 12g，生龙骨 25g，盐车前子（包煎）15g，徐长卿 20g，生牡蛎 25g，生白术 50g，炒白芍 30g。

服药 5 剂，患者干咳、便干消失。

按：治疗以龙胆泻肝汤为主方，是考虑目前气候对人体的影响和患者症状。柴胆牡蛎汤为口苦专方；柴芍龙牡汤可安神助眠；患者年老，多梦，苔多裂纹，可重用麦冬养阴降逆，同时将党参换南沙参；老年人便秘多见血虚，脾虚便秘，重用生白术、当归；多梦加徐长卿；当归也有止咳的功效。

吴依芬按：久治无效的干咳用龙胆泻肝汤效果确实好，最近治愈很多例，舌质红、脉弦、焦虑、胁痛，但见一症，便可用药。

阳和汤治疗哮喘

李某，男，52 岁。2021 年 10 月 5 日初诊。

症状：感冒后久咳不愈，眠差早醒，脉浮软，舌淡尖边红苔薄白。

诊断：哮喘。

处方：生甘草 15g，生黄芪 90g，肉桂 10g，羊红膻 30g，干姜 10g，制附子 6g，白芥子 6g，熟地黄 30g，当归 15g，炙麻黄 10g，鹿角胶 20g，生晒参（细）15g，陈皮 10g，五味子 30g，苦杏仁 10g，炒柏子仁 10g，炒酸枣仁 30g。

变异性哮喘（胡德禹医案）

刑某，女，38 岁。

症状：过敏性鼻炎史 10 年，变异性哮喘史 5 年。咳嗽，咳痰，纳差，腰酸，舌红瘀点，脉沉弦滑。

处方：小柴胡汤合桂枝加厚朴杏仁汤。柴胡 30g，黄芩 20g，桂枝 30g，白芍 30g，枳壳 30g，厚朴 30g，清半夏 20g，党参 20g，瓜蒌 30g，杏仁 10g，桔梗 20g，甘草 10g，鱼腥草 30g，苍耳子 10g，辛夷（包煎）10g。

服药 1 周，诸症好转。

慢性咳嗽验案

医案 1 患者，女，52 岁。妇幼保健院工作。

症状：咳嗽1年余，自觉胸骨下一旦气紧马上咳嗽，痛苦不堪，无痰，服药效不佳，舌淡苔白，舌缨线明显，脉弦滑。

处方：逍遥散合止痉散加生麦芽、枳壳。

按：考虑肝气郁结，肝木过旺，冲击肺金。

医案2 夏某，女，28岁。2021年10月14日初诊。

症状：咳嗽半年，气温低易咳，痰时有时无，纳差，脉弦细，舌淡嫩苔薄白。

处方：四逆散、过敏煎、桃红四物汤合用加减。白芍15g，枳壳30g，柴胡10g，乌梅30g，仙鹤草30g，生甘草10g，红花6g，桃仁6g，五味子30g，熟地黄30g，当归15g，赤芍10g，川芎10g，怀牛膝10g，桔梗6g，木香10g，全蝎6g。

2021年11月2日二诊：咳嗽好转，白天已无明显咳嗽，仍自觉气温低易咳，时有痰时无痰，纳差，脉弦，细舌淡嫩苔薄白。

处方：柴胡10g，枳壳30g，白芍15g，生甘草10g，乌梅30g，仙鹤草30g，五味子30g，桃仁6g，红花6g，赤芍10g，当归15g，熟地黄30g，川芎10g，桔梗6g，怀牛膝10g，木香10g，全蝎6g，干姜15g，鱼腥草30g，金荞麦30g。10剂。水煎服，日1剂。

补中益气汤治疗咳嗽

黄某，男，5岁。2021年10月28日初诊。

症状：咳嗽频发，体力不足，易疲乏，口气重，脱肛，舌尖红中后部苔厚。

处方：补中益气汤。忍冬藤10g，穿山龙30g，鸡矢藤10g，干姜10g，仙鹤草30g，生甘草10g，甜叶菊1g，陈皮6g，川贝母3g，清半夏6g，桔梗3g，枳壳10g。

按：患儿舌尖红，仙鹤草代替黄芪补虚；穿山龙、鸡矢藤消积；忍冬藤、生甘草去热；川贝母止咳；穿山龙具有清热解毒作用；凡是藤类药都有消炎作用。

肺结核治验

姚某，男，28岁。2021年11月4日初诊。

症状：咳嗽，乏力，胸闷，气短，运动后加重，大便偏干，身体消瘦。脉浮滑软，舌淡苔白厚腻。

辅助检查：左肺下叶肺炎，左肺下叶肺结核，右肺及左肺上叶肺结核样改变。

诊断：肺结核。

处方：当归补血汤合五苓散加减。生黄芪100g，当归20g，陈皮30g，仙鹤草30g，生甘草20g，萆草50g，地骨皮60g，蜈蚣2只，浙贝母15g，玄参15g，全蝎6g，生百合15g，熟地黄30g，生白术30g，金荞麦30g，知母10g，砂仁30g，南沙参120g，炙百部10g，苍术10g，功劳叶10g，猪苓15g，肉桂10g，泽泻15g，草果6g，茯神30g，生晒参（细）15g，羊红膻30g，淫羊藿30g，北五味子30g。

赵静按：处方选择为当归补血汤、消瘰丸加二虫（蜈蚣、全蝎），肺结核专药。功劳叶、炙百部、地骨皮、萆草、金荞麦、知母去肺热；五苓散，利水排湿；苔白厚腻，用草果、茯神、砂仁；羊红膻、熟地黄、淫羊藿，补肾填精，温肺止咳；胸阳不振，用白晒参；五味子，引肺气下归于肾。

许斌按：当归补血汤气血双补，陈皮防止大剂黄芪引起腹胀，同时健脾除湿；仙鹤草、羊红膻、淫羊藿、北五味子益肺补肾止咳；五苓散利水除湿；草果、砂仁针对苔白厚腻，促进脾胃运化；止痉散、萆草为结核专药。地骨皮、百合、熟地黄、金荞麦治疗肺部感染；百部、功劳叶、知母、南沙参针对肺部感染，解毒抗结核。

中成药治疗胸痛讨论

"昨天早上，我去了药材市场，11时前后坐上返回地铁。突然感到右半个胸部，疼痛难忍，略有气不足，稍一动就加重。坚持半个小时下车后，出站略有减轻。我以为是地铁上，车在地下气压低造成的。但是过了一会儿又开始疼痛并加重。回到工作室后急忙喝了一两左右药酒，很快疼痛就得到缓解了。午睡1个多小时。在回家的路上，又开始发作，上楼加重，赶紧上床躺下，仍然疼痛，思考了十几分钟，决定吃几片中成药，半个小时后疼痛开始缓解，到下半夜就完全解除了。今天早上恢复如初。大家分析一下，这是个什么问题，应该用什么药？怎么处理？"

陈晨："复方丹参滴丸、补中益气丸、生脉饮。"

王幸福："最好还是分析一下病机。懂了病机才知道用什么药。"

陈晨："病机为瘀血阻络，气虚、气滞，如果开汤剂我会再多加橘枳姜汤。"

王幸福："为什么中午喝点药酒缓解了以后，下午又开始疼痛了。胸痹、心肌梗死的判断依据是什么？"

陈晨："酒虽能行气血，但没解决气虚的问题，气不足不能推动血行。"

王幸福："我后来也没有用黄芪、人参之类的东西啊。"

陈晨："那是痰饮？"

王幸福："我不咳嗽也没有痰，也不发热。"

这个医话我想了很长时间，觉得很有意义，很能考验人的水平，所以一大早我就写出来了。我不知道你们考虑的多不多，我当时发生这个症状的时候，是想了很多。最后一个病一个病的排除，找到准确的病因。这和我看其他病是一样的，都是用这个思路这个方法。我没有用汤药，我就用了几种中成药。"

曹全征："邪气痹阻经脉，喝点酒能行血，当时减轻，过后加重，然后再用点祛邪通络之药会好转。"

张博："我一开始考虑气胸，但是气胸发病有明显诱因，没有剧烈运动。在药材市场有没有试药？"

许斌："第一，不是真心痛，病位不对，真心痛痛在心下或左侧，心悸、厥冷、喘促、汗出。第二，排除胸主动脉瘤，主动脉瘤疼痛剧烈可放射至颈部或肩胛部，不易缓解。排除胸膜炎，深吸气会加重，且有呼吸道症状。排除食管引起的，会有消化道症状。第三，稍一动作就痛，有气滞的可能性；喝点酒能缓解，有瘀血和受寒的可能性。第四，用药，血府逐瘀片、丹七片、木香顺气丸。"

赵鹏飞："劳累，密闭空间，上楼后加重，休息后缓解，我考虑气虚。又因疼痛难忍，喝药酒后缓解，考虑寒滞心胸。治宜补气温阳宽胸理气，中成药考虑生脉饮合开胸顺气丸，中药考虑瓜蒌薤白桂枝汤合生脉饮。"

王幸福："赵鹏飞，有道理；许斌，排除法用得好；张博，排除法再多一些。"

陈晨："胸痛从虚实两方面考虑，虚证考虑气虚、阳虚，实证则考虑气滞、瘀血、痰饮，喝酒能缓解，说明有气滞血瘀或胸阳不足存在，但之后又复发，说明气滞血瘀或胸阳不足是兼证非主证。又主观排除了气虚和痰饮。

从脏腑辨证，病位在心，心阳不足，气血瘀滞，药酒温心阳、行气血故能缓解，但又复发，休息不能缓解，考虑可能心肾不交，除了用活血化瘀、温心阳的中成药，也可用交泰丸交通心肾，金匮肾气丸或济生肾气丸温补肾阳。"

吴依芬："痛为主，不通则痛，感觉是气滞为主，偶发右胸痛，食管反流、胆囊分泌异常可能要考虑。"

王幸福："我的用药，复方丹参片、附子理中丸、马钱子胶囊。

辨证为阳气不足，气滞血瘀。

思辨过程为无特别诱因突然右胸痛，劳累、气急、发热，第一，排除心梗，因不在左胸，无心悸、汗出、唇紫、剧烈疼痛。第二，排除带状疱疹，无表面红肿疼痛。第三，排除肺炎等肺病，无咳嗽、咳痰。第四，排除积液，无病史。第五，排除肿瘤，因平时无症状病史。最终考虑无器质性疾病，为功能性病变。

突然胸痛，考虑气滞血瘀，寒饮凝聚。中医学上讲通则不痛，痛则不通。又近冬季，胸痹也。本人阳虚水湿体质，故用上药。

其中复方丹参片加马前子胶囊，活血止痛，治标。附子理中丸温阳化饮，通阳行气，治本。用中成药方便快捷。"

治疗沉箱病（杨弘彬医案）

石某，女，76 岁。

症状：自西藏旅游回家后，胸口不适。诊断为胸痹。

处方：血府逐瘀汤合黄芪赤防汤加减，加红景天。红景天 10g，黄芪 20g，当归 10g，生地黄 20g，桃仁 6g，红花 6g，甘草 6g，枳壳 10g，赤芍 10g，柴胡 6g，川芎 8g，桔梗 10g，牛膝 10g，丹参 12g，羌活 6g，防风 6g，苍术 10g。

治外伤引起的胸胁疼痛

高某，女，55 岁。

症状：从电单车后座跌倒后右上肢及肋间疼痛。舌淡，苔微腻，舌底络脉曲张，左脉弦。

诊断：软组织挫伤。

处方：复元活血汤加减。柴胡 10g，瓜蒌仁 12g，当归 15g，红花 10g，甘草 10g，大黄（后下）9g，桃仁 12g，三七 9g，乳香 10g，没药 10g，延胡索 12g，川芎 15g，香附 10g，郁金 10g，茯神 20g，党参 10g，枳实 10g，栀子 10g，土鳖虫 6g。5 剂。水煎服，日 1 剂，日 2 次，立即服用。

小儿肺炎

姜某，男，2 岁。

症状：咳，喘，痰，发热，体温 40℃。

诊断：小儿肺炎。

处方：炙麻黄 4g，杏仁 6g，石膏 30g，甘草 6g，柴胡 20g，黄芩 15g，清半夏 9g，太子参 9g，金荞麦 12g，鱼腥草 12g，葛根 10g，芦根 10g，白茅根 10g，山豆根 9g，板蓝根 10g，红花 3g，大黄（后下）2g，藿香 9g。

小柴胡汤加肺热三板斧治疗咳嗽

医案 1 白某，女，45 岁。2021 年 11 月 16 日初诊。

症状：咳嗽，咳痰黄黏，痛经，舌淡苔白。

处方：小柴胡汤加肺热三板斧。柴胡 15g，黄芩 15g，生姜 15 片，清半夏 15g，大枣 3 个，生甘草 10g，鱼腥草 30g，金荞麦 30g，仙鹤草 30g，穿山龙 30g，桔梗 6g，浙贝母 10g。

医案 2 路某，男，7 岁。2021 年 11 月 16 日初诊。

症状：咳嗽，偶有痰，舌淡红舌尖瘀点，苔略厚。

处方：柴胡 10g，黄芩 10g，清半夏 10g，仙鹤草 30g，大枣 6 个，生甘草 10g，鱼腥草 15g，金荞麦 15g，牛蒡子 10g，干姜 10g，川贝母 2g。

赵静按：小柴胡汤作为治疗主方，医案 1 中，考虑患者正值经期，将人参改为仙鹤草；医案 2 中，患者胃寒，将生姜改为干姜。鱼腥草、金荞麦、仙鹤草合为肺热三板斧；穿山龙、桔梗、浙贝母，排痰排脓止咳，治疗黄痰效佳；牛蒡子、浙贝母祛痰止咳，针对风热咳嗽。

外台茯苓饮治疗呕吐、心下痞

李某，男，39 岁。2021 年 11 月 21 日初诊。

症状：呕吐，心下痞。

处方：党参 30g，茯苓 45g，苍术 10g，生白术 30g，枳壳 30g，砂仁 10g，三棱 10g，莪术 30g，姜半夏 30g，陈皮 10g，刀豆 30g，水红花子 10g，炒神曲 30g，生甘草 10g，生姜 12 片。10 剂。水煎服，日 1 剂。

养阴清肺汤加肺炎三药治疗咽炎

张某，男，42 岁。2021 年 12 月 7 日初诊。

症状：嗓子干，有痰，微痛，头晕，浑身痛，咳嗽，夜间甚。

处方：养阴清肺汤加肺炎二药。生地黄 30g，麦冬 30g，生甘草 15g，玄参 15g，牡丹皮 10g，薄荷 6g，白芍 15g，浙贝母 30g，连翘 30g，牛蒡子 12g，仙鹤草 30g，鱼腥草 30g，黄芩 10g，金荞麦 30g，桔梗 6g。

赵静按：肺热三药，仙鹤草凉血、收涩、止咳，牛蒡子散咽喉之结以驱邪，桔梗祛痰排脓。

葶苈大枣汤、生脉饮治疗肺心病（马愉骁医案）

邓某，男，64 岁。

症状：喘咳，咳痰，头面及下肢水肿，二便正常，眠差，醒后难复眠，右手脉寸关沉滑尺不及，左手脉寸关尺沉细，舌边尖红苔白腻，舌根舌苔略剥脱舌底静脉扩张。

诊断：肺心病。证属气阴两虚，湿热蕴肺，血瘀水停。

治则：补气养阴，清热化痰，活血利水。

处方：葶苈大枣泻肺汤合生脉饮。葶苈子 15g，大枣（切）4 个，人参 12g，麦冬 12g，五味子 15g，芦根 20g，生薏苡仁 30g，金荞麦 15g，桃仁 10g，益母草 30g，羊红膻 25g，当归 12g，生白芍 15g，川芎 12g，炒白术 15g，茯苓 15g，泽泻 12g，枳实 12g。3 剂。

服药 1 剂，效佳，继服 12 剂，患者喘咳明显好转，既往行走几分钟或干三五分钟农活就需休息，否则喘甚，现变为干一般农活无须休息，面色红润。

按：此患者用人参、葶苈子、枳实、羊红膻强心，用生脉饮补气养阴，千金苇茎汤化痰，当归芍药散加益母草活血利水。诸方合用，疗效显著。

合方治疗肺结节

聂某，男，53 岁。

症状：右肺上结节持续增大，一年内直径从 2mm 长至 6mm，尿急尿频，阴囊潮湿，血糖略高，舌淡红苔厚腻，脉不详。既往脂肪肝、前列腺增生钙化病史。

处方：茵陈五苓散合四逆散、消瘰丸、鸡鸣散。茵陈 30g，茯苓 30g，猪苓 30g，泽泻 30g，苍术 15g，肉桂 6g，柴胡 10g，枳壳 30g，白芍 30g, 生甘草 6g, 玄参 15g, 浙贝母 30g, 生牡蛎 30g, 大腹皮 15g, 紫苏梗 12g, 木瓜 15g, 陈皮 15g, 生姜 10 片, 积雪草 30g, 泽漆 30g, 怀牛膝 30g。15 剂。水煎服, 日 2~3 次。

二诊处方: 龙胆草 10g, 车前草 30g, 川木通 10g, 黄芩 10g, 栀子 10g, 当归 12g, 生地黄 30g, 泽泻 30g, 柴胡 15g, 生甘草 10g, 黄柏 10g, 知母 10g, 生薏苡仁 30g, 苍术 15g, 怀牛膝 30g, 益智仁 30g, 沙苑子 30g, 积雪草 50g, 老鹿角 15g, 生黄芪 45g, 陈皮 10g, 赤芍 15g, 防风 10g, 莪术 12g。15 剂。水煎服, 日 3 次。

三诊: 服药后肺部结节直径已缩小至 3mm, 仍觉尿急尿频, 阴囊潮湿发冷, 血糖略高。

处方: 熟地黄 30g, 砂仁 10g, 白芥子 10g, 炮姜 10g, 生麻黄 6g, 玄参 15g, 浙贝母 30g, 生牡蛎 30g, 猫爪草 30g, 沙苑子 30g, 积雪草 30g, 葶苈子 10g, 老鹿角 15g, 穿山甲(代)3g, 生黄芪 45g, 白晒参 15g, 茯神 30g, 白术 30g, 生甘草 6g, 清半夏 10g, 莪术 10g, 陈皮 10g。15 剂。水煎服, 日 2 次。

按: 四逆散疏肝, 用于全身气机不畅, 可以舒畅五脏六腑, 三焦皆可用。

胸闷、咽喉炎效方

梁某, 女, 42 岁。2021 年 9 月 14 日初诊。

症状: 嗓子痒痛, 无咽红, 胸闷, 流清涕, 眼睛、耳朵痒, 口鼻干燥, 汗多, 脉滑舌淡红苔薄。

处方: 枳实薤白桂枝汤合过敏煎加减。桂枝 15g, 全瓜蒌 30g, 薤白 30g, 厚朴 15g, 枳壳 15g, 桑白皮 30g, 地骨皮 30g, 牛蒡子 15g, 生甘草 15g, 白芍 15g, 菊花 6g, 密蒙花 30g, 五味子 10g, 乌梅 30g, 防风 10g, 银柴胡 10g, 地龙 10g。

赵静按: 枳实桂枝薤白汤治疗有痰的胸闷; 桑白皮、地骨皮、牛蒡了清肺热, 生甘草散表邪清热解毒; 菊花、密蒙花等为治眼专药; 过敏煎加地龙治疗过敏性鼻炎。

呼吸道感染

石某，女，58 岁。

症状：外感后汗出，略有痰，咽痛，舌大苔白，脉浮濡。

处方：桂枝加附子汤合升降散加三板斧。桂枝 45g，白芍 45g，生甘草 30g，金荞麦 30g，黄芩 30g，鱼腥草 30g，生姜 6 片，大枣 6 个，陈皮 10g，制附子（先煎）10g，炒僵蚕 10g，蝉蜕 10g，生大黄（后下）1g。3 剂。水煎服。

魏庆富按：桂枝加附子汤，解外感；升降散，散热调气机；三板斧，消炎、化痰；诸药外解内消。

王幸福按：咽痛有痰，考虑气管炎症，呼吸道感染，故加升降散和三板斧。

肝胆脾胃消化系统疾病

合方治疗肝病

汪某，男，49 岁。2022 年 2 月 27 日初诊。

症状：口干苦，眠差，腹胀矢气，既往肺结节、肝囊肿病史。

诊断：肝病。

处方：柴胡疏肝散、当归芍药散、防己黄芪汤、消瘰丸合用。柴胡 10g，黄芩 10g，枳壳 30g，川楝子 10g，莪术 10g，当归 12g，赤芍 12g，川芎 10g，茯苓 30g，白术 30g，泽泻 30g，生黄芪 40g，防己 10g，生甘草 10g，积雪草 30g，干姜 15g，浙贝母 10g，玄参 10g，生牡蛎 30g，丹参 30g，白芥子 10g，金雀根 30g，葎草 15g，首乌藤 30g，青皮 10g。30 剂。日 1 剂，水煎 2 次混合后，取 600ml，分 3 次服。

心梗患者伴口腔溃疡

孟某，男，56 岁。

症状：时发口腔溃疡，心悸，口臭，胃胀，便先硬。舌淡红苔白，脉时有结代，左弱。既往心梗（心肌梗死）病史。

处方：甘草泻心汤合苓桂术甘汤加减。清半夏 15g，黄连 10g，黄芩 15g，党参 30g，刘寄奴 30g，鸡内金 15g，蒲公英 30g，茯苓 30g，生白术 45g，丹参 30g，桂枝 45g，生甘草 30g，干姜 15g，生姜 30g，大枣（切）6 个。5 剂。水煎服，日 2 次。

张博按：不明确原因的慢性反复口腔溃疡，用甘草泻心汤。蒲公英降胃火，消炎，治脉促胸满。桂枝去芍药汤，现代药理发现白芍松解平滑肌，降血压，不利于心脏搏动无力，同时用丹参舒张冠状动脉，加重桂枝、甘草用量以强心，刘寄奴、鸡内金加强脾胃消化功能，消除腹胀。

袁文思按：病症复杂多端，难治，但只要有口腔溃疡病史，选用甘草泻心汤往往有奇效。这是李发枝老师的经验。

方中以甘草泻心汤、苓桂术甘汤、肾着汤清热除湿治痰浊（心梗、口臭、便先干）。以丹参代四物汤合苓桂术甘汤为汉方连珠饮，专主心悸之症。刘寄奴、鸡内金消食畅胃配合上方消痞，蒲公英配合半夏泻心汤清热消炎治口臭。

胃癌术后眠差验案

曹某，男，58岁。

症状：胃贲门肿瘤术后，体型偏瘦，饮食二便尚可，眠差。舌淡苔腻，脉浮大。

处方：补中益气汤合藿香正气散，加专药。生黄芪60g，生白术30g，白晒参15g，当归12g，麦冬30g，怀山药30g，炙甘草30g，茯神30g，陈皮15g，柴胡10g，莪术20g，升麻10g，守宫30g，藿香12g，佩兰叶12g，石菖蒲12g，刘寄奴12g，木香6g，首乌藤45g，炒酸枣仁30g。

吴章武按：主方用补中益气汤，补而不滞不热，加藿香正气散醒脾助运。守宫为针对消化道肿瘤专药，大剂量茯神、酸枣仁安神。

腹胀满治疗效方

李某，男，51岁。身高170cm，体重50kg。

症状：胃脘胀满20余年，持续胃脘胀满，纳少，常人的1/3，大便时干时稀，无脓血，眠差，入睡难，早醒，双手掌、双小腿湿疹，干痒，舌淡苔薄白，脉象弦细无力。纳少，既往服用香砂六君子汤、补中益气汤、半夏泻心汤、柴胡疏肝散、附子理中汤、血府逐瘀汤、外台茯苓饮、苓桂术甘汤等方加减，效不佳，胀更甚，多方医治无果。

辅助检查：多年前行胃镜肠镜、钡餐检查，诊断为浅表性胃炎、直肠炎、轻度胃下垂。

处方：参苓白术散合厚朴生姜半夏人参甘草汤加减。白晒参10g，苍术、白术各10g，云茯神30g，炙甘草10g，怀山药30g，莲子肉15g，桔梗3g，炒薏苡仁30g，缩砂仁30g，炒白扁豆15g，厚朴30g，枳壳30g，木香6g，生姜10g，大枣（切）6个。7剂。水煎服，日2次。

按： 患者病程较长，多方诊治无效，日久肝郁气滞，考虑其可能伴有情志病。但为其视频远程诊治时，精神正常。舌淡苔薄白，脉象弦细无力，纳少大便时干时稀，主要考虑为脾气虚，中气不足，脾胃运化能力下降。所以用参苓白术散，加厚朴生姜半夏人参甘草汤健脾利湿行气，治病求本。既往服用方剂，腹胀加剧，主要原因为没有考虑脾胃偏虚，治疗不能急于攻伐，否则会适得其反。之所以处方的原则和具体的方子都变化了，是因为治疗要以临床四诊为主，不能仅凭文字叙述来决定。患者视频诊疗时，平心静和，不急不躁，不啰唆不纠结，所以没有用解郁疏肝的方剂。

魏庆富按： 甘淡养胃，益脾气，养胃阴。用二三煎之清淡，调养脾胃。

张虎按： 分享曾治一七旬老太，平时爱生闷气，右下腹胀气10余年，每到午后严重。用半夏厚朴生姜人参甘草汤、柴胡桂枝干姜汤、柴胡疏肝散加减都无效。后来考虑肺气一降，诸气自消，用杏苏散而治愈。

许斌按： 如果内服药物效不佳，也可配合针灸和艾灸治疗。

张虎按： 分享近日治疗一六旬的女性，胃镜检查为浅表性胃炎，主诉为胃痛15年余。症状为胃痛，不定时痛，形容一痛胃就鼓硬（自诉），需依靠止痛药物缓解，无反酸，无胀满，舌瘦暗，右关郁。处方丹参30g，木香10g，砂仁10g，蒲黄15g，炒五灵脂15g，百合30g，乌药15g，高良姜15g，制香附15g。7剂。服药1周，未再出现胃痛。

巩和平按： 分享其他思路，临床嗳气、呃逆、哮喘，多由于内有郁热、外受寒凉，选用栀子豉汤，效果颇佳。

张博按： 栀子豉汤也可以治疗轻度抑郁。

纳差欲呕、乏力医案

田氏，女，80岁。2022年5月14日初诊。

症状：纳呆、欲呕、乏力1周。

处方：小柴胡汤合七味白术散。柴胡 10g，黄芩 10g，姜半夏 15g，白晒参 10g，老刀豆（碎）20g，藿香 12g，葛根 15g，木香 6g，枳壳 15g，砂仁 6g，苍术 10g，生甘草 10g，生姜 10g，大枣（切）3 个。3 剂。水煎服，日 3 次。

合方治疗胃灼热

医案 1 陶某，男，29 岁。2022 年 11 月 1 日初诊。

症状：晨起胃灼热，用沙参麦冬汤后胃略胀，饮食、二便正常。舌尖淡红苔白腻，中间有裂纹，脉不详。

处方：半夏泻心汤、左金丸、平胃散合用。清半夏 15g，黄连 10g，黄芩 12g，干姜 10g，草果 10g，吴茱萸 6g，海螵蛸（打）30g，煅瓦楞 30g，党参 30g，生甘草 10g，厚朴 30g，枳壳 10g，陈皮 30g，生姜 10g，石斛 30g，大枣（切）6 个。7 剂。水煎服，日 2 次。

袁文思按： 胃灼热、腹胀，考虑胃炎，胃肠动力减弱。裂纹舌为湿热伤阴，以半夏泻心汤清中焦湿热，消炎促进胃动力；加左金丸与乌贼骨、煅瓦楞，加强止酸功效；加平胃散去苍术，加强促进胃动力功效，去苍术防止进一步伤阴；草果除厚腻苔；加石斛滋阴养胃，保护胃黏膜。发汗后，腹胀满者，厚朴生姜半夏甘草人参汤主之。

医案 2 王某，女，66 岁。

症状：近几日吃不下东西，呕吐，口鼻腔溃疡红肿，口苦，急躁，便干。舌净，脉不详。既往食管癌，食管下部狭窄，骨转移。

处方：旋覆花（包）30g，代赭石 60g，清半夏 15g，北沙参 30g，麦冬 90g，威灵仙 30g，莪术 15g，白芍 30g，干姜 15g，黄连 10g，黄芩 12g，生姜 10g，生甘草 30g，大枣（切）3 个。3 剂。水煎服，日 1 剂，日多次少量频服。

按： 因患者有口腔溃疡，故用半夏泻心汤合麦门冬汤。麦门冬汤不仅用于治疗肺痿，也用于大逆上气。

张博按： 中医学的咽喉不利，上逆下气和胃食管反流症状类似。本患者的咽喉不利是被反流的胃酸和食糜刺激。处方用麦门冬汤，重用麦冬，临床中麦冬与方中其他药物7∶1时比3∶1时效果明显提升，说明用麦门冬汤治疗胃食管反流时，重用麦冬是关键。麦门冬汤还可以促进胃排空，这个作用也有利于胃食管反流的治疗；麦门冬汤还有一定的抗癌作用。

黄炜按：旋覆花、赭石降气；麦冬缓解气机上逆，气阴不足，去痰浊；芍药、甘草、威灵仙缓解痉挛。

重剂赤芍治黄疸

症状：2023年3月9日，蔡某因上腹部不适，皮肤黄染，于广东省某医院诊断为胰腺癌，建议总胆红素降到50μmol/L时行免疫治疗，服用护肝降胆红素的药（具体不详）后，效不佳来诊。

诊断：黄疸。

处方：茵陈五苓散。茵陈100g，茯神30g，猪苓30g，泽泻30g，白术30g，桂枝30g，赤芍90g，生黄芪60g，丹参30g，3剂。水煎服，日3次。服后无异常反应继续服用7剂。

按：若体质尚可，可以用茵陈栀子大黄汤加赤芍，赤芍剂量不要小于90g。赤芍是专药，以下展开讨论。

巩和平按：赤芍在临床中运用广泛，大剂量使用源自北京解放军总医院第五医学中心汪承柏教授。在其编著的《中西医结合诊治重度黄疸肝病》一书中，对赤芍在重度黄疸型肝病方面的运用可谓独树一帜，疗效卓著。孙氏在临床中以此法治疗部分黄疸型肝病，收效满意。大量的赤芍对黄疸不消者常有惊人的疗效。此经验，我最早是从北京汪承柏先生那里得到的，曾用多例，效果不错。有位患有胆汁瘀积型肝炎肝硬化的女患者，用赤芍、白芍、甘草，寥寥三味药，使黄疸大退，肝功能好转。江厚万医师也有类似经验，但他用量甚大，达250g，值得重视。

袁文思按：刘方柏在血府逐瘀汤中重用赤芍治疗黄疸。

王幸福按：赤芍最早载于《神农本草经》，其性微寒，味苦；归心、肝经。基本功效有清热凉血、散瘀止痛、清泻肝火。多用于温毒发斑、血热吐衄、血崩、血淋、目赤肿痛等。临床常用量为6～15g。

重用赤芍治疗黄疸，是解放军总医院第五医学中心汪承柏先生经验。汪老重用赤芍也是偶然一得。下面是汪老偶然一得病例。杜某，男，40岁。1981年7月3日入院。

主诉：乏力、尿黄2周，伴有咽痛、流涕。查体：有不典型肝掌，心肺未见异常，肝剑突下3cm，腹水阴性。辅助检查：B超提示肝脾大。用清热解毒中药、输白蛋白、冻干血浆等治疗，但是黄疸仍进行性加深，出现高度腹胀，大量腹水，要求会诊。西医诊断：乙型慢性活动性肝炎，肝内严重胆汁瘀积，失代偿性肝硬化。

中医症见恶心未吐，脘腹胀满，纳少（餐半两），食后脘胀加重，大便不爽，日行10余次，后重下坠。皮肤瘙痒，抓后有出血，口不渴不欲饮，小便不利，大量腹水（腹围79cm），苔黄腻。中医辨证：湿邪弥散三焦。方药：杏仁15g，滑石15g，薏苡仁30g，茵陈30g，黄芩15g，白豆蔻15g，葛根30g，丹参30g，石菖蒲15g，泽泻30g，香橼15g，车前草15g，升麻6g，木香9g。服上方同时原有治疗不变。服上方后诸症未缓解，原方加赤芍60g。1981年10月12日三诊：大便日行1～2次，腹水消退，腹围68cm，食量2～3两。原方继进。12月17日四诊：诸症消失，带方出院。

临床有典型的湿热弥散三焦证。但用三仁汤加减疗效不佳，因其顽固性腹水、便频、胃脘胀满皆系门静脉高压所致。赤芍有降低门脉压作用，故在原方基础上重用赤芍60g，药后不仅诸症迅速改善，黄疸亦日渐消退。这提示赤芍有消退黄疸的作用。这一发现纯属偶然，告诉我们要多读书，强记忆，临床遇到就用上了。

袁文思按：茵陈五苓散合黄芪桂枝五物汤加减，行气血，利水毒。选茵陈五苓散，利湿排黄；选黄芪桂枝五物汤，扶正行气血以利尿。

魏庆富按：患者为水气氤氲，治疗益气活血利水化湿，赤芍、丹参凉血活血。

乙肝小三阳专方

吕某，女，60岁。

症状：乙肝小三阳（病毒量偏高），肝囊肿，肺结节，胆囊息肉。右弦滑左沉细舌淡，苔白。

处方：柴胡 30g，黄芩 30g，茵陈 30g，土茯苓 30g，凤尾草 30g，紫河车 45g，生黄芪 60g，积雪草 60g，莪术 30g，生牡蛎 60g，赤芍 30g，生白术 30g，生甘草 30g，薄荷 10g，白芥子 15g，葶苈子 15g，鹿角 30g，穿山甲（代）30g，干姜 10g，茯神 30g，清半夏 10g，太子参 30g。制丸药。

专方治疗胆结石

马某，女，40 岁。2022 年 3 月 12 日初诊。

症状：口苦，眼干涩，不能吃冷食，手脚发热，晨起易流清涕，便不干，人略胖，舌淡苔薄白，脉不详。

诊断：胆结石。

处方：四逆散合利胆化石专方。柴胡 12g，枳壳 15g，白芍 30g，威灵仙 30g，仙鹤草 30g，干姜 10g，制硝石 6g，白矾 10g，郁金 12g，三棱 10g，莪术 10g，金钱草 30g，陈皮 10g，制乳香、制没药各 6g，大黄（后下）3g，生甘草 10g，荆芥 10g，枸杞子 30g。10 剂。水煎服，日 2 次。

人参归脾汤治疗失眠

李某，女，39 岁。2022 年 7 月 18 日初诊。

症状：失眠，时有整夜不睡，心悸，子宫内膜增厚，术后出血过多，体虚，饮食二便基本正常。舌淡苔薄白，脉象不详（网诊）。

处方：人参归脾汤加减。白晒参 15g，白术 15g，茯神 30g，炙甘草 10g，生黄芪 40g，当归 15g，木香 6g，远志 10g，龙眼肉 30g，酸枣仁 30g，北五味子 30g，黄精 30g，金雀根 30g，首乌藤 30g，肉桂 10g，生龙骨、生牡蛎各 30g，大枣（切）6 个。7 剂。水煎服，日 2 次。

大柴胡汤治疗便秘

灵某，女，50 岁。

症状：便秘多年，健忘，低热，睡觉时忽冷忽热，舌淡苔薄白，脉不详（网诊）。

处方：大柴胡汤加减。柴胡 30g，黄芩 15g，清半夏 15g，生姜 10 片，枳壳 30g，生白术（打碎）90g，生白芍 50g，炒莱菔子 30g，炒牵牛子 20g，当归 15g，生甘草 10g，青蒿 30g，地骨皮 30g，大枣（切）6 个。7 剂。水煎服，日 2 次。

赵静按：退热思路：大柴胡汤去大黄，柴胡 30g，黄芩 15g，组合量大，意在退热；另有退热专药青蒿 30g，地骨皮 30g，多用于阴虚发热，加强大柴胡退热之效。

治便秘思路：大柴胡汤去大黄，或为虚性便秘，不宜用大黄泻下药，换成虚证便秘专药。

便秘专药：生白术 90g，燥脾生津，缓解脾虚便秘；生白芍 50g，宽肠润滑，缓解燥气过盛，大便秘结；当归 15g，润肠，缓解血虚便秘；炒牵牛子 20g，炒莱菔子 30g，习惯性便秘专药；生甘草 10g，保水，修复肠黏膜。

张博按：当归润肠通便，同时可以补充雌激素。患者 50 岁，睡觉忽冷忽热，要注意辨别阴虚发热、自主神经紊乱、自我感觉发热。

四合汤治疗胃脘痛

余氏，女，63 岁，朋友之妻。2022 年 7 月 26 日初诊。

症状：胃脘夜间疼痛，肋间不适。脉舌不详。

处方：四合汤加减。陈皮 10g，香附 12g，川芎 10g，枳壳 30g，白芍 30g，柴胡 10g，炙甘草 30g，高良姜 15g，醋延胡索 30g，川楝子 10g，百合 15g，乌药 12g，丹参 30g，檀香 10g，砂仁 10g，生地榆 10g，蒲黄（包）10g，五灵脂 10g。5 剂。水煎服，日 2～3 次。

袁文思按：胃脘疼痛，"痛在心口窝，三合并四合"。胁肋不适，用柴胡舒肝丸。另加金铃子散增强止痛功效，生地榆杀菌。

王洪凤按：用柴胡疏肝散疏肝理气。用焦树德三合汤，治疗温中和胃散郁化滞之胃脘痛；合失笑散活血祛瘀止痛；加川楝子疏肝行气促进肠胃蠕动；生地榆增强收敛止痛。

王幸福按：用生地榆的原因，一是全方偏热，二是有浅表性胃炎。

胃癌治疗方

医案1 李某，男，68岁。

症状：胃痛，小便多。舌淡苔白，脉不详。既往高血压、肝肾囊肿、肺大疱病史。

诊断：胃腺癌。

处方：当归补血汤、半夏泻心汤、五苓散合用。生黄芪90g，当归15g，黄连10g，黄芩15g，清半夏15g，干姜10g，党参30g，生甘草10g，茯神30g，猪苓30g，白术30g，泽泻30g，肉桂10g，莪术30g，刘寄奴30g，积雪草30g，白花蛇舌草30g，益智仁30g，沙苑子（包）30g，陈皮10g，夏天无30g。30剂。水煎服，日2次。

张博按：当归补血汤扶正，半夏泻心汤主治胃肠溃疡，五苓散调水液。积雪草、莪术、白花蛇舌草散结；夏天无镇痛；陈皮疏肝理气，防止大量黄芪引起腹胀；益智仁、沙苑子为尿频专药。

医案2 张某，男，69岁。2022年7月29日初诊。

症状：胃癌转移，纳呆，腹胀，消瘦，脉弦滑有力，舌淡苔白，舌缨线，下肢无力，二便尚可。

处方：四神煎、开胃进食汤、香砂六君子汤合用。生黄芪60g，石斛30g，怀牛膝30g，远志10g，当归15g，白晒参30g，白术30g，茯苓30g，生甘草10g，陈皮10g，姜半夏12g，藿香10g，木香10g，丁香6g，砂仁10g，厚朴30g，炒麦芽30g，炒山楂30g，莲子肉12g，神曲30g，莪术30g，香橼30g，佛手30g，香附12g，白花蛇舌草50g，刘寄奴30g，鸡矢藤60g，生姜10片。10剂。水煎服，日2次。

徐建伟按：四神煎，治疗气虚下肢乏力；开胃进食汤，治疗纳呆、胃病；香砂六君子汤，化痰养胃；白花蛇舌草、刘寄奴、鸡矢藤，行气化瘀行滞。

胆汁反流型胃炎、失眠

肖某，女，32 岁。

症状：胃部灼热感，痞满，偶有手心热、胃痛、腹痛，胸闷、气短、全身乏力不适，易疲劳，失眠，入睡困难，多梦早醒，晨起头昏沉，心烦易怒，常发口疮，口干口黏，纳呆，食寒后手脚麻木，腰骶怕冷，全身骨节酸痛，外阴瘙痒，月经后期，痛经量少色暗，大便 2～3 日一行，先干后稀，便不尽感，肛门下坠感。脉不详，舌淡苔薄白，舌下脉络粗紫。形体消瘦。

辅助检查：胆固醇高，胆汁反流性胃炎，胆囊壁增厚 4mm，心律不齐。

诊断：反流性胃炎，失眠。

处方：血府逐瘀汤加减。桃仁 10g，红花 10g，当归 15g，赤芍 15g，生地黄 15g，川芎 10g，桔梗 3g，怀牛膝 10g，柴胡 10g，枳壳 30g，生甘草 10g，莪术 10g，细辛 1g，栀子 6g，生、谷麦芽各 30g，刘寄奴 10g，炒鸡内金 30g，香橼 10g，佛手 15g，生姜 6 片，大枣（切）3 个。7 剂。水煎服，日 3 次，每次服用 150ml 左右。

张博按：诸症繁多，查无实据，纠正紊乱的自主神经。慢性躯体性疼痛，长期劳累，患者有身心问题，长期应激状态。患者胃黏膜、口腔黏膜都有损伤。长期劳累，肌肉筋膜紧张，加重疼痛，腹部紧张，纳差，腹胀（通过揉腹可有效解决）。神经不稳定，出现感觉异常，怕风，神经炎，神经衰弱，难以入睡。血府逐瘀汤为调整自主神经紊乱专方。慢性疼痛患者多有抑郁倾向。

鸡内金、香橼、佛手保护及修复胃黏膜，解除由胃黏膜损伤引起的慢性疼痛。血府逐瘀汤中桃红四物活血化瘀，改善供血。

袁文思按：症状繁多，查无实据。血府逐瘀汤，既有血瘀舌相，又有胃部不适，可猜测胃部的充血也是明显的，所以要通胃降滞。用细辛、栀子，一取其振奋阳气改善情绪低落，一取其镇静改善烦躁，同时两药寒热搭配，不会产生不良反应。

王幸福按：气机紊乱，气血失和。

急性肠炎医案（张博医案）

张某，女，69岁。

症状：食用鸭肉后呕吐，发热。

处方：葛根芩连汤合小柴胡汤。黄芩15g，葛根40g，黄连10g，柴胡30g，生姜9g，姜半夏9g，大枣20g，党参15g，甘草15g。3剂。

服用1剂后热退。

按：葛根芩连汤治疗急性肠炎最有效，合小柴胡汤，患者吃一口鸭肉就吐，不排除心理情绪因素。

巩和平按：吃食不合适的话，用生姜泻心汤效果不错，包括外出水土不服等症。

消化不良方

潘某，女，30岁。2021年9月16日初诊。

症状：食后胃胀，怕冷，气短，脉浮软，舌淡苔薄齿痕。

处方：外台茯苓饮合附子理中丸加减。生甘草30g，生晒参（细）15g，黄连6g，生黄芪60g，清半夏10g，大枣6个，当归30g，制附子6g，麸炒白术30g，干姜10g，厚朴15g，枳壳30g，陈皮30g，苍术15g，生麻黄10g，生姜10片，茯神30g，鸡矢藤30g。

半夏泻心汤治疗高尿酸血症

杨某，男，16岁。2022年10月12日初诊。

症状：尿酸高，纳差，易呕，消瘦，凉药易泻。舌尖有草莓红点，脉不详。

辅助检查：血尿酸558mmol/L。幽门螺杆菌阳性。

处方：半夏泻心汤加减。黄连10g，黄芩12g，马齿苋30g，蒲公英30g，麦冬30g，清半夏15g，石菖蒲15g，干姜20g，党参30g，生甘草30g，生姜10g，大枣（切）6个。10剂。水煎服，日2～3次。

吴章武按：半夏泻心汤，用蒲公英和马齿苋、石菖蒲针对胃幽门螺杆菌，有消炎作用，为治溃疡专药。患者易呕、易泻，故加大干姜和生甘草的剂量。麦冬是治疗胃病、食管病的专药。

王幸福按：马齿苋可降尿酸。麦冬养阴，肥健，《神农本草经》有记载。石菖蒲主要针对乏力、亚健康的状态，芳香开窍提神。

大剂量苍术止泻（李华芳医案）

何某，女，51岁。

症状：饮食生冷后出现腹泻，水样便，次数不详。脉诊、舌诊均无。

处方：泽泻20g，猪苓10g，茯苓10g，白术10g，党参10g，干姜20g，炙甘草9g，桂枝10g，苍术60g，车前草20g。1剂，日3次。

当日服用后，下午电话回访，言1剂即未再泻。

按：本方即五苓散，车前草取利小便实大便之意，理中汤温中止泻，苍术燥湿止泻。腹泻一症是肠道里水气太盛，用大剂苍术把肠道内水分吸干，则腹泻可止。

逍遥散合四逆散治疗肝硬化

张某，男，52岁。2021年9月21日初诊。

症状：舌边溃疡，便黏少，舌红苔白腻略黄，双关浮滑。

辅助检查：甲胎蛋白、球蛋白高（具体不详）。

诊断：肝硬化。

处方：逍遥散合四逆散。生黄芪45g，柴胡10g，当归15g，赤芍30g，茯苓30g，生白术60g，丹参30g，枳壳15g，莪术30g，黄连6g，垂盆草30g，炙鳖甲15g，胡黄连10g，生甘草30g，土贝母30g，白花蛇舌草30g，肉桂10g，鸡内金15g，炒山楂15g，炒麦芽15g，炒神曲15g，桃仁10g，生牡蛎30g，青皮10g。30剂。日1剂，水煎2次混合后，取600ml，日2～3次。

马愉骁按：逍遥散合四逆散，加清热解毒之黄连、垂盆草、白花蛇舌草、甘草，再加软坚散结之土贝母、生牡蛎及开胃健脾之焦三仙、鸡内金，专药桃仁。

张博按：口腔溃疡，用胡黄连、鳖甲，鳖甲还是肝硬化专药，一药两用。丹参功同四物，可有效抑制肝脏纤维化。

吴依芬按：治疗肝硬化用小剂量桃仁（12～15g）加鳖甲，这两个特效药，配合肝经方，如逍遥散、四逆散、柴胡疏肝散、茵陈汤。

腹泻治疗方（吴依芬医案）

症状：患者腹泻，水样便，日10余次，舌淡苔白脉弦。超声检查见肝门静脉血栓。诊断为胃肠功能紊乱。

处方：五苓散合小柴胡汤、当归补血汤。法半夏15g，柴胡10g，黄芪30g，当归10g，泽泻10g，川芎10g，米炒党参30g，葛根30g，丹参20g，山药15g，麸炒白术20g，桂枝5g，陈皮5g，茯苓20g，炒白芍30g，炙甘草5g，黄连15g，干姜5g，大枣10g。5剂，日1剂，分早、晚2次温服。

服用5剂，腹泻止，大便成型，日1次，睡眠、饮食明显好转。

肾结石、痔疮出血效方

刘某，男，34岁。2021年9月23日初诊。

症状：术后纳差欲呕，便血便黏，胸闷，足底瘙痒，眠差，脉右浮大左浮细，舌淡苔白。既往肾结石、痔疮病史。

处方：三金汤、补中益气汤合乙字汤。郁金10g，海金沙15g，鸡内金15g，怀牛膝10g，生姜10片，清半夏10g，生甘草10g，升麻10g，芒硝10g，陈皮10g，柴胡10g，生白术15g，黄芩10g，生黄芪60g，当归15g，黄连10g，南沙参40g，生大黄（后下）3g，卷柏20g，穿心莲10g。

赵静按：三金汤治疗肾结石；补中益气汤合乙字汤治疗痔疮；穿心莲、卷柏为痔疮专药，治疗内痔出血。

胃火炽盛型牙痛医案（余峰医案）

宁某，男，深圳某制衣公司的老板。

症状：智齿疼痛难忍，右侧脸部肿起，皮温高，大便不畅，偏干，数日一行，舌苔厚腻且泛黄色，舌质艳红，无脉诊（远程诊疗）。

诊断：牙痛。阳明胃腑大肠郁热证。

处方：生地黄 90g，生石膏（包煎）120g，知母 15g，麦冬 45g，川牛膝 15g，玄参 30g，板蓝根 15g，酒大黄（后下）15g。1 剂。深圳北京同仁堂取药。

1 周后随访，患者诉当日服药 2 小时左右，牙痛明显缓解，第 2 日已无明显牙痛，服用完 5 剂药物，牙痛消。

按：对于气血两燔的症状，用"玉女煎"（生地黄、生石膏、知母、麦冬、牛膝）治疗，效果经得起临床反复验证。

用板蓝根，是根据现代药理研究的结果，现代药理研究结果表明：板蓝根具有良好的消炎杀菌散肿节功效。

乌梅丸治疗腹泻（胡德禹医案）

症状：患者常年腹泻，晨起、饭后、受凉均会出现腹泻，舌红热，舌瘦薄津虚血亏，舌根黄。既往服用苓桂术甘汤、五苓散、茵陈五苓散、平胃散、半夏泻心汤、葛根芩连汤，效一般。

处方：厚姜半甘参汤合乌梅丸。厚朴 15g，党参 20g，乌梅 20g，干姜 10g，炒山药 15g，炒白扁豆 15g，牡蛎 30g，五味子 8g，仙鹤草 50g，吴茱萸 3g，附子 8g，黄柏 5g，胡黄连 10g，细辛 3g，石榴皮 10g，炙甘草 10g。

按：受凉后腹泻，考虑阳不能固外、里寒；晨起腹泻考虑阴盛，肝虚；胃胀，考虑脾胃失调。

腹胀便秘验方

赵某，女，25 岁。2021 年 8 月 24 日初诊。

症状：胃胀，腹胀，便秘，无便意，易上火，月经后期。脉寸关浮软，舌胖苔净有齿痕。既往非萎缩性胃炎病史。

处方：补中益气汤合外台茯苓饮。升麻 10g，党参 30g，菟丝子 30g，生甘草 15g，生白术 50g，柴胡 15g，陈皮 10g，枳壳 30g，厚朴 30g，吴茱萸 3g，当归 30g，生黄芪 45g，大枣 10 个，麦冬 30g。7 剂。水煎服，日 3 次。

2021 年 10 月 1 日二诊：患者诸症好转，诉既往盆腔积液，希望进行中药治疗。

处方：当归 15g，赤芍、白芍各 30g，川芎 10g，茯苓（捣碎）30g，白术 30g，泽泻 30g，益母草 60g，泽兰 30g，车前草 30g，红藤 30g，怀牛膝 10g。7 剂。水煎服，日 3 次。

陈智敏按：初诊用补中益气汤，解决中焦升降失调问题；二诊用当归芍药散，加红藤、益母草，解决盆腔积液问题。

张博按：初诊便秘、脉浮软、体虚，用补中益气汤、当归补血汤；胃胀、腹胀、舌苔齿痕，考虑脾虚运化无力，用外台茯苓饮。

重用白术治疗便秘（李静医案）

患者，女，79 岁。

症状：便秘多年，4～5 日一行，大便先干，排便无力，需药物开塞露辅助排便，伴全身乏力，平时嗜卧倦怠。舌脉未诊。诊断为虚性便秘。

处方：补中益气汤。重用白术 40g，当归 20g。

电话随访，服用 1 剂后，当日大便通畅，未用开塞露，嘱其继续服用药物。

张博按：大便先干后溏用白术，全干用当归。

附子理中丸、二陈汤治疗腹泻

闵某，男，32 岁。2021 年 10 月 21 日初诊。

症状：慢性腹泻，大便每日 3～4 次，食凉后加重，饭后胃胀，右浮滑，左寸不足，舌尖红苔白舌缨线。

处方：附子理中丸合二陈汤。制附子 6g，党参 30g，干姜 30g，麸炒白术 10g，生甘草 15g，枳壳 15g，陈皮 30g，茯苓 30g，清半夏 10g，苍术 50g，厚朴 10g，木香 10g。

赵静按：附子理中丸治疗脾胃寒弱；二陈汤去寒痰；苍术为虚寒腹泻专药；舌缨线，或有痰气凝结，用半夏厚朴汤；木香治疗肝郁腹泻。

柴芍龙牡汤、外台茯苓饮治疗胃胀

张某，女，60 岁。2021 年 10 月 19 日初诊。

症状：胃胀，纳差，手麻，左眼流泪，大便无力，肛门灼热，腰胀痛，脉浮软舌淡苔白腻。既往高血压、贲门功能低下、慢性萎缩性胃炎、胆汁反流病史。

处方：柴芍龙牡汤合外台茯苓饮。陈皮 30g，蒲公英 30g，生地榆 30g，茯苓（捣碎）30g，党参 15g，枳壳 30g，柴胡 10g，泽泻 60g，生甘草 10g，生牡蛎 30g，生龙骨 30g，白芍 10g，麸炒苍术 15g，玉竹 12g，干姜 10g，木香 10g，砂仁 10g，郁金 10g。7 剂。

二诊：患者情绪不稳定。

处方：生地榆 30g，蒲公英 30g，陈皮 30g，枳壳 30g，党参 15g，茯苓 30g，生甘草 10g，泽泻 60g，柴胡 10g，白芍 10g，生龙骨 30g，生牡蛎 30g，玉竹 12g，麸炒白术 15g，麸炒苍术 15g，砂仁 10g，木香 10g，生姜 10 片，郁金 10g，干姜 10g，密蒙花 15g。

陈晨按：蒲公英可以治疗幽门螺杆菌，保护胃黏膜，是治疗热证的胃炎、胃溃疡专病专药。地榆清热敛疮，也可针对胃溃疡以及肛门灼热的症状。

反流性胃炎、咽炎治验（周厚田医案）

症状：患者反酸，咽喉不利，喉有异物感，舌苔白腻，诊断为反流性胃炎、咽炎。

处方：半夏厚朴汤合半夏泻心汤。半夏 30g，厚朴 30g，紫苏叶 12g，生姜 6 片，黄芩 12g，黄连 6g，党参 15g，甘草 12g，大枣 3 个，蒲公英 25g，煅瓦楞子 25g，炒枳壳 12g。14 剂。

7 剂症消，14 剂愈。

增液汤、三仁汤治疗便秘（巩和平医案）

症状：患者严重便秘，便如羊粪，胃部不适，夜间烦热不得眠，舌红苔黄厚腻。处方予增液汤合三仁汤。

按： 便秘如羊粪，大肠津亏，用增液汤；舌苔厚腻，胃部不适，用三仁汤；右胁下疼痛不舒，用四逆散加生麦芽，考虑患者有焦虑情绪；口唇痛，用泻黄散，泻脾热。

专药治疗幽门螺杆菌感染

陈某，女，33岁。2021年11月4日初诊。

症状：胃胀胃痛，口干，月经失调，脉右浮滑左浮软，舌胖大苔白齿痕。

处方：外台茯苓饮加专药。枳壳30g，陈皮30g，党参30g，茯苓45g，生姜10片，生甘草10g，生白术30g，蒲公英30g，连翘30g，制何首乌10g，重楼15g，厚朴10g，益母草60g，泽兰30g，砂仁10g，鸡矢藤30g。

魏庆富按： 外台茯苓饮加厚朴、砂仁、鸡矢藤行气化湿开胃；蒲公英、连翘、重楼清热解毒治疗幽门螺杆菌阳性；益母草、泽兰、何首乌活血利水，补雌激素，治疗月经不调。

许斌按： 外台茯苓饮加厚朴、鸡矢藤解决胃胀胃痛；蒲公英、重楼、连翘清热解毒杀菌；制何首乌、益母草、泽兰调经。

王幸福按： 重楼、蒲公英、何首乌为杀幽门螺杆菌专药，治疗幽门螺杆菌感染，配合辨证用药，基本1周转阴。治疗用量重楼15～30g，何首乌30g，鸡矢藤50g，乌药30g。

陈晨按： 鸡矢藤用量，成人15～30g，儿童10g，未见不良反应。临床多与鸡内金同用。

赵静按： 鸡矢藤闻着臭，煮水并不难喝，可以配苍术和枸杞子。

乌梅丸化裁治疗肝癌晚期（胡德禹医案）

症状：患者处于肝癌晚期，脚底脱皮瘙痒，下肢瘙痒。

处方：肉桂 6g，乌梅 15g，干姜 6g，黄连 9g，法半夏 12g，炮附子 12g，生白术 12g，川花椒 6g，茯苓 18g，党参 12g，当归 12g，鳖甲 18g，牡蛎 20g，茵陈 20g，郁金 9g，川芎 9g，麦芽 12g，薏苡仁 20g，炒五灵脂 12g，姜黄 9g，郁金 9g，黄芪 20g，滑石 12g，土茯苓 20g，白鲜皮 20g，土鳖虫 9g，鸡内金 12g，莪术 10g。

温阳益气、活血化瘀法治疗大量腹水（黄先超医案）

症状：患者处于卵巢癌晚期，大量腹水。

处方：制附子（先煎 1 小时）100g，淫羊藿 15g，巴戟天 15g，补骨脂 20g，川牛膝 30g，当归 15g，川芎 60g，小茴香 15g，大腹皮 30g，红花 10g，桃仁 15g，三棱 15g，莪术 20g，炮姜 30g，桂枝 15g，土茯苓 100g，炙甘草 30g，没药 10g，乳香 6g，木香 15g，藿香 15g。水煎服，2 日 1 剂。

服用 2 剂药后，即 1 周内，腹水基本消失。继用原方治疗，病情稳定。

桂附八味丸治疗糖尿病

段某，男，49 岁。2021 年 11 月 11 日初诊。

症状：血糖高，目前口服药物加胰岛素治疗，头晕，夜间口干，脉右寸弱左尺弱，舌胖大水滑。

处方：肉桂 10g，制附子 10g，熟地黄 30g，怀山药 30g，山萸肉 30g，茯苓 45g，牡丹皮 10g，蓝布正 30g，苍术 30g，玄参 15g，生黄芪 60g，翻白草 30g，粉葛根 30g，泽泻 50g，天花粉 30g。

按：桂附八味丸是治疗肾虚型糖尿病基础方。蓝布正，是头晕专药；黄芪补虚，降糖；天花粉、葛根，滋胃阴，降血糖，止口干；舌胖水湿内停，用五苓散。泽泻汤，去头面水湿停滞，治头晕。

桂附八味丸治疗耳鸣

黄某，女，74 岁。2021 年 11 月 11 日初诊。

症状：眩晕，五心烦热，耳鸣，脉弦软，舌淡胖苔白。

处方：肉桂 10g，制附子 10g，生地黄 45g，怀山药 30g，山萸肉 30g，茯苓 30g，泽泻 30g，牡丹皮 10g，地骨皮 30g。

按：桂附八味丸，治疗肾虚耳鸣。有虚热，重用生地黄，加地骨皮。

耳鸣、月经不调同调方

张某，女，34 岁。2021 年 11 月 11 日初诊。

主诉：耳鸣 8 年。

症状：耳鸣，夜间严重，月经不调，月经周期延长，偶有 2 个月一至，脉右浮软左浮软，舌淡红苔白。

处方：补中益气汤合定经汤。生黄芪 90g，生甘草 10g，党参 30g，升麻 10g，柴葛根 30g，山萸肉 30g，菟丝子 30g，杜仲 15g，磁石 30g，怀山药 30g，蔓荆子 10g，黄柏 3g，首乌藤 30g，防风 30g，干姜 10g，金雀根 30g。

按：体虚，用补中益气汤；月经不调，用定经汤；首乌藤、磁石助眠，蔓荆子为头面专药，防风改善耳部血液循环。

散偏汤、二陈汤、温胆汤治疗头痛

崔某，女，68 岁。2021 年 11 月 11 日初诊。

症状：太阳穴胀痛，口苦，眼睛肿，便干，脉弦滑寸不足，舌淡苔白厚腻。

处方：散偏汤、二陈汤、温胆汤合用。柴胡 10g，白芍 30g，生甘草 6g，枳壳 10g，陈皮 30g，清半夏 15g，茯苓 30g，竹茹 15g，川芎 30g，白芷 10g，香附 10g，白芥子 6g，郁李仁 15g，生白术 30g，炒地龙 10g。

按：苔白厚腻，脉弦滑，考虑有痰湿，用二陈汤；温胆汤化痰通窍，"无痰不成眩"。

曹雪按：地龙止痉挛，白术通便。

温胆汤、五苓汤治疗咽喉不利

程某，男，33 岁。2021 年 11 月 11 日初诊。

症状：咽喉不利，自觉喉中有痰，食寒凉、辛辣后胃脘不适，晨起黄痰脉右浮滑，舌淡齿痕，苔白厚。

处方：温胆汤合五苓汤加减。陈皮 30g，清半夏 30g，茯苓 30g，牛蒡子 12g，生甘草 10g，枳壳 30g，竹茹 15g，泽泻 30g，猪苓 15g，生白术 30g，厚朴 15g，紫苏梗 10g，干姜 10g，鱼腥草 15g，金荞麦 15g，黄芩 15g，天竺黄 10g。

赵静按：患者舌淡苔白，痰黄，咽喉不利，宜用温胆汤化痰利咽；胖大齿痕舌，用五苓散；胃不耐寒凉刺激之食，用厚朴、紫苏梗、干姜温中理气消积和中；痰黄，用清肺热三板斧；痰多，用天竺黄消痰安神镇静。

脑鸣、耳鸣

李某，男，52 岁。2021 年 11 月 11 日初诊。

主诉：耳鸣、脑鸣 1 年余。

症状：耳鸣、脑鸣，视物模糊，脉右寸关浮滑尺不足左弦软，舌淡苔白厚有齿痕。

处方：党参 30g，生甘草 10g，生黄芪 90g，柴葛根 30g，蔓荆子 10g，升麻 10g，黄柏 3g，肉桂 10g，白芍 6g，怀山药 30g，制附子 10g，熟地黄 30g，泽泻 50g，茯苓 40g，山萸肉 30g，牡丹皮 10g，生白术 30g，怀牛膝 10g，车前子（包煎）15g。

专药治疗顽固性打嗝

李某，女，成人，2021 年 11 月 25 日初诊。

症状：常年顽固性打嗝，便秘（舌脉不详）。

处方：旋覆代赭石汤加专药。麦冬 90g，姜半夏 15g，北沙参 30g，旋覆花 30g，代赭石 30g，大刀豆 30g，生大黄（后下）10g，厚朴 15g，枳壳 30g，生甘草 10g，生白术 30g。水红花子（包煎）15g，炒莱菔子 30g，杏仁（捣碎）15g，大枣（切）10 个。7 剂。水煎服，日 3 次。

徐建伟按：麦门冬汤，滋阴降逆；旋覆代赭汤，降逆止呕；小承气汤，通降阳；白术，健脾通便；杏仁、莱菔子，宣肺降大肠，共同降逆止呃，通便降气。

王幸福按： 大刀豆是治疗打嗝专药。

附子理中汤、诃子丸治疗腹泻

陈某，男，32 岁。2021 年 11 月 23 日初诊。

主诉：腹泻 12 年。

症状：腹泻，日 3 次，大便不成形，脉右弦细左沉弦细，舌胖大苔白略腻有齿痕。

处方：附子理中丸合诃子丸。制附子 10g，仙鹤草 30g，干姜 30g，麸炒白术 15g，生甘草 10g，大枣 3 个，补骨脂 30g，肉豆蔻 15g，茯苓 30g，苍术 30g，陈皮 6g，生晒参（细）10g，骨碎补 30g，诃子 10g，车前子（包煎）20g，生黄芪 60g，防己 10g。

赵静按： 患者腹泻多年，脉看虚实，脉沉细偏虚。舌看寒热，胖大齿痕苔白舌，考虑寒为主，为水病。

附子理中丸，温中健脾，用于脾胃虚寒，脘腹冷痛，呕吐泄泻，手足不温。

诃子丸出自《苏沈良方》卷四，具有消食化气的功效。主治"气疾发动，吃食过多，筑心满闷，食饱胀满，及气臟胸膈"。

用仙鹤草换人参，取其收敛之意，兼治虚寒性腹泻；用苍术、白术各半，苍术燥湿健脾，亦针虚寒性腹泻；用补骨脂、骨碎补等，扶脾补肾。

诃子丸原方，诃子皮（洗，炮）二两，木香、白豆蔻、槟榔、肉桂心、人参、干姜、茯苓各二两，牵牛子（略炒）一两，甘草（粗大者，炙）一两。

干姜附子汤治疗肛漏

郭某，83 岁。

症状：肛周黏液，有异味，纳可，夜尿 7～8 次，大便调，偶需开塞露，脉缓滑，舌苔有裂纹。诊断为糜烂性肠炎。

处方：生黄芪 120g，防风 10g，陈皮 10g，仙鹤草 50g，怀山药 30g，苍术30g，干姜30g，制附子6g，黄连30g，益智仁30g，沙苑子30g，赤石脂60g，炙甘草30g。7剂。水煎服，日2~3次。

按：《伤寒论》第61条：下之后，复发汗，昼日烦躁不得眠，夜而安静。不呕，不渴，无表证，脉沉微，身无大热者，干姜附子汤主之。结合患者年龄及症状考虑肾阳虚，后门关闭不牢。

陈晨按：黄芪、仙鹤草、山药补气；附子、干姜、沙苑子温阳；益智仁、沙苑子、山药止小便，赤石脂、苍术、仙鹤草止大便，共同减少水液分泌；陈皮、防风、苍术、黄连、炙甘草修复消化道黏膜。

赵鹏飞按：大剂量黄芪补气升阳，益气固表，托毒生肌。仙鹤草、山药补气健脾涩肠止泻。防风、陈皮、苍术，取黄芪赤风汤合痛泻要方加减，以补脾柔肝，祛湿止泻。干姜附子汤取昼日烦躁夜而安静，温阳散寒以止泻。黄连清热燥湿。患者利不止，又有糜烂性肠炎，取利在下焦之方义，以赤石脂禹余粮汤。夜尿频多，益智仁、沙苑子固肾锁尿。炙甘草以补气合药。

王幸福按：山药具有健脾补气滋阴止泻的作用。患者的舌苔中有裂纹，考虑伤阴。张锡纯善用山药治腹泻伤阴。患者病在下焦，固摄失常，故用赤石脂。现代医学提示直肠炎和溃疡，赤石脂一方面能收敛护膜，另一方面可以消炎。黄芪赤风汤主治下焦病变。用甘草除消炎作用，还可以治疗水液潴留，有保水作用。患者津伤较重，白天肛周黏液渗出，夜间小便多，所以不用五苓散、猪苓汤之类利水。黄连，一能厚肠胃，二能消炎，三反佐，防止大量的热药过燥过热。黄芪赤风汤不用赤芍，考虑赤芍偏凉有滑肠的作用。

茵陈五苓散、柴胡解毒汤治疗乙肝

张某，男，28岁。2022年9月1日初诊。

症状：乙肝大三阳病史6年，现头发易断，同房无快感，饮食二便基本正常。舌淡红苔白腻，脉不详。当归过敏。

处方：茵陈五苓散合柴胡解毒汤。茵陈30g，茯神30g，猪苓15g，泽泻30g，白术30g，柴胡12g，黄芩10g，土茯苓30g，凤尾草15g，重楼 15g，生甘草 6g，叶下珠 5g，生大黄（后下）3g。15 剂。水煎服，日 2 次。

外台茯苓饮、柴胡疏肝散治疗腹胀

黄某，男，32 岁。2021 年 11 月 23 日初诊。

主诉：腹胀、腹痛半年。

症状：脐上胀偶痛，右肋下发紧，便细不尽感，脉弦细，舌淡苔薄白。

处方：外台茯苓饮合柴胡疏肝散加减。柴胡 10g，枳壳 30g，白芍 15g，生甘草 10g，陈皮 15g，川芎 10g，香附 10g，生白术 15g，莪术 15g，木香 6g，茯苓 15g，生晒参（细）15g，郁金 10g。

2021 年 12 月 7 日二诊：右肋下发紧好转，便细不尽感改善，脉弦细舌尖红苔薄白。

处方：柴胡 10g，枳壳 30g，白芍 15g，生甘草 10g，陈皮 15g，川芎 10g，香附 10g，莪术 15g，茯苓 15g，郁金 10g，生白术 15g，木香 6g，当归 10g，红花 10g，生晒参（细）15g，桃仁 10g，天花粉 10g，穿山甲（代）1g，酒大黄（后下）3g。

按：初诊用外台茯苓饮合柴胡疏肝散，二诊用四逆散合复元活血汤加减。不局限于复元活血汤治跌打损伤疼痛，要学会扩大应用。

赵静按：患者脉弦细、右肋痛、脐上痛，宜用柴胡疏肝散疏肝理气，缓解腹痛，加郁金、木香理气疏肝；参苓白术散，健脾除湿，治疗大便黏滞不爽；莪术，是治疗胃痛、胃胀之专药；此方重用枳壳，或为枳壳收缩平滑肌。

张博按：外台茯苓饮，是临床常用的水气互结腹胀治疗方。

陈氏家传秘方解密

陈氏家传秘方，称为五行开路方或陈氏神丹水、湿热合剂。2017 年 10 月 24 日陈发凯博士公布于武汉。

组方：藿香 15g，佩兰 10g，杏仁 10g，厚朴 10g，茯苓皮 15g，滑石粉 20g，黄芩 10g，生甘草 6g。

注意：藿香可用广藿香或土藿香；杏仁要炒、捣碎，厚朴要用姜汁炒；茯苓皮，不能用茯苓代替。煎药时间要短，10～15 分钟，文火。

适应证：伤寒初起，暑热，消化不良，周身懒乏，二便不利，小便黄，头如裹，雨淋后等，现代用于空调病，开车伤风，熬夜饮酒后不适，其他一切内伤杂症初诊时，为医生第一选择用方，所以称为开路方；其中藿香、佩兰为东方木，黄芩为南方火，厚朴、甘草为中央土戊己，杏仁为西方，滑石粉、茯苓皮为北方水，所以又叫五行开路方。因为夏天用得多也叫湿热合剂。因陈氏家传又叫陈氏神丹水。

方解：药物口感上，比藿香正气水好，不用担心酒精过敏，也没有十滴水的不好口感。是藿香正气散、六一散、十滴水、平胃散的化裁方，此方已用 100 余年，效果神奇独特。特别是患者初诊，对医生没有信任感，医生对患者病情也不太了解时，用此方开路，一般患者服药后有明显的舒适感，胃口开，二便调，同时还有价格低廉等优点，为下一步用药打下基础。

幽门螺杆菌转阴方（陈发凯博士）

幽门螺杆菌阳性转阴特效方：金银花 20g，蒲公英 30g，生地榆 15g，乌贼骨 15g，茜草 10g，白花蛇舌草 15g，重楼 15g，黄连 20g，马齿苋 20g，败酱草 20g，夏枯草 15g，砂仁 10g，炒鸡内金 15g，太子参 15g，生山楂 15g，生甘草 10g。

用药 1～2 周，90% 以上可转阴。

按：幽门螺杆菌感染在临床上比较常见，与萎缩性胃炎、十二指肠溃疡等有关系，很多人在体检时发现阳性，但是由于药物不良反应较多，所以很多患者不耐受，故临床中常选用转阴方，可以一试。

金银花、蒲公英，相当于现代医学的抗感染药物，主要针对革兰阳性菌。乌贼骨、茜草、生地榆、砂仁，相当于抑酸药物，乌贼骨中和胃酸的效果较好，还可保护胃黏膜，帮助溃疡愈合；茜草、乌贼骨、生地榆，可以止血，促进胃溃疡黏膜修复。

加减用药时，腹胀者，加莱菔子、大腹皮；食欲欠佳者，加佛手、香橼；大便秘结者，加当归、川芎；大便稀溏者，加干姜；口苦者，加茵陈、柴胡。

王幸福按：临床要以陈发凯博士幽门螺杆菌转阴方作为基本方，重点药重楼不可去掉，可用半夏泻心汤加减，半夏燥湿，可以改变胃内的环境，让很多细菌无法生存。

睾丸硬结

程某，男，49岁。

症状：背发紧，睾丸硬结，头皮油腻，梦多，性弱。脉浮软，舌淡红胖大厚腻。既往右腕腱鞘囊肿、肾结石病史。

处方：金雀根30g，橘核15g，荔枝核15g，柴胡10g，吴茱萸6g，川楝子10g，木香10g，小茴香6g，陈皮30g，枳壳30g，党参30g，生白术15g，生甘草10g，车前子（包煎）20g，首乌藤50g，干姜10g，清半夏30g，茯苓30g，积雪草30g，白芥子6g，芒硝（后下）10g。15剂。水煎服，日2次。

按：金雀根、积雪草安神散结，同时可用于治疗甲状腺结节、乳腺结节、结节性痤疮等。

失眠

詹某，女，52岁。

症状：多梦，胸闷，气短，烦躁，眠差，寸弦关尺滑，舌淡苔薄。

处方：淫羊藿10g，仙茅10g，巴戟天10g，黄柏20g，知母20g，当归20g，陈皮20g，香附12g，川芎10g，柴胡10g，枳壳30g，赤芍15g，生甘草10g，金雀根30g，首乌藤50g，丹参15g，栀子10g，乌药10g，淮小麦50g，大枣10g，川楝子10g，黄芩10g。

肾膀胱泌尿系统疾病

合方治疗肾囊肿

张某，男，48岁。

症状：自诉有肾囊肿，黏痰多，嗳气，气往上顶，胸闷，便秘而不干，脉沉弱，舌淡苔白腻。

处方：二陈汤、瓜蒌薤白汤、小柴胡汤合用。陈皮15g，清半夏15g，茯苓330g，生甘草6g，牵牛子10g，全瓜蒌30g，薤白15g，枳壳30g，炒莱菔子20g，炒紫苏子10g，肉桂10g，白芥子10g，柴胡30g，黄芩10g，白芍30g，干姜10g。

尿毒症透析治验

宁某，男，47岁。

症状：目前进行尿毒症透析治疗，自觉怕冷，面色黑，双下肢轻度水肿，尿少，腰腿关节僵痛。舌淡苔白腻，脉不详（网诊）。既往贫血、多发肾囊肿、前列腺增生病史。

辅助检查：血肌酐1220μmol/L，尿素氮偏高。

处方：小柴胡汤合陷胸汤、猪苓汤、鸡鸣散。柴胡10g，黄芩6g，黄连3g，夏枯草10g，茯神15g，猪苓10g，生薏苡仁30g，萹蓄10g，地肤子6g，瓜蒌皮10g，生黄芪40g，当归10g，吴茱萸3g，大腹皮6g，木瓜10g。10剂。水煎服（浓缩，每次100ml左右），日2次。

按：不用防己黄芪汤是因为防己、泽泻、半夏都是对肾功能有损害的药物。

袁文思按：尿毒症，水液代谢受碍。以柴陷汤除痰水互结，去半夏为避开"加重肾损害"之嫌。怕冷，同时下肢水肿，以鸡鸣散治之。当归补血汤专主贫血，猪苓汤助柴陷汤、鸡鸣散利尿排毒，降低肌酐、尿素氮。夏枯草、薏苡仁、萹蓄，针对肾囊肿、前列腺增生而设。肌酐升高会身痒，地肤子一以利尿，二以止痒。

巩和平按：前列腺增生，夏枯草替代了半夏，散其郁结。地肤子利尿消肿，是治肾炎的效药，有降低尿蛋白的作用。

三金加四逆散治疗肾结石、肾积水（吴章武医案）

症状：肾结石、肾积水，疼痛严重。

处方：三金加四逆散加减。海金沙50g，广金钱草90g，鸡内金50g，车前子30g，白芍30g，赤芍20g，绵萆薢50g，薏苡仁75g，川牛膝30g，黄柏12g，枳实24g。免煎颗粒。

双氯芬酸钠缓释片（扶他林）口服，每次75mg，日3次。

患者服药3日，结石排出，肾积水消失。

慢性肾炎、腹胀效方（余峰医案）

症状：腹胀，食用少量食物即腹胀不适。

处方：厚朴生姜半夏甘草人参汤合黄芪赤风汤、桂枝茯苓丸加减。姜厚朴10g，炒紫苏子10g，百合30g，炒枳壳15g，炒莱菔子10g，黄芪30g，酒大黄（后下）10g，茯苓（捣碎）25g，赤芍10g，防风10g，佛手10g，橘络10g，柴胡15g，丹参15g，鸡血藤20g，桂枝15g，桃仁10g，红花10g，萆薢10g，益母草15g，干姜3g，肉桂3g，焦山楂10g，焦麦芽10g，蜜紫菀15g，肉苁蓉30g，生姜5片。

服用1剂，大便后，排气多，腹胀明显减轻。

张虎按：此方妙在紫菀，肺气一降，诸气自消。

余峰按：久病及肾，大肠不畅，所以重用肉苁蓉，一药二用。腹胀专药百合、柴胡。

厚朴生姜半夏甘草人参汤，治疗虚证腹胀，临床效果好，本例患者用了厚朴、生姜，用炒紫苏子来替代半夏，百合替代人参，百合在《神农本草经》中被提及，主治邪气腹胀，同时利大小便、补中益气。

桂枝茯苓丸，治疗下焦疾病，可以改善小腹，即盆腔的血液循环；

同时用鸡血藤、丹参，增强活血化瘀的功效，所谓"血不利则为水"。

黄芪赤风汤，在王清任《医林改错》中被提及，有病治病，无病养生保健。其中防风是风之韧劲，不温不燥。以上是三个方子的合方治疗思路。

专药的应用思路，一个是角药，一个是对药。患者原发疾病是慢性肾炎，治疗多用角药，即黄芪、大黄、茯苓。黄芪可以降低尿蛋白，大黄可以降低肌酐，茯苓利尿。《名医别录》中曰茯苓可"伐肾邪"，同时茯苓也是一味菌类中药，从营养学角度，含有丰富的复合多糖，是一种很好的免疫剂、抗癌剂。故临床多用三个药组成角药，对于有肾病的患者多选此。另外，茯苓一般为块状，煎药时要将它打碎，否则影响疗效。

慢性肾炎的治疗，还多用一组对药，即柴胡、大黄。柴胡疏肝解郁，大黄荡涤胃肠，两者配合，一则解决无形之气，二则解决有形的瘀堵，让肠道保持通畅。

张博按： 黄芪赤风汤包含三味药，黄芪除有补虚作用，还可以降低胃液和胃酸分泌，对肠道有双向调节作用；防风通过改善末梢循环，起到解热、镇痛、抗炎、抗过敏作用，同时可兴奋肠道平滑肌，所以在治疗肠道疾病的方剂中，多选防风；赤芍除活血化瘀的作用外，还有抑制平滑肌的效果，与防风一紧一松，对纠正肠道异常蠕动有很好的作用。赤芍相比白芍，还有抗炎作用，所以在肝炎、肠炎中用赤芍较多。另外，有大量临床研究证实黄芪赤风汤可用于肾病的治疗，还可以消炎，改善末梢循环等，可用于治疗肛周脓肿、前列腺炎、皮肤病等。

巩和平按： 黄芪赤风汤也可以用于治疗癫痫病。

效方治疗蛋白尿、酮症尿（胡德禹医案）

症状：患者尿检异常，便秘。2021年9月15日尿常规检查示白细胞（±），蛋白质（+），酮体（+），葡萄糖（+++）。

处方：生黄芪20g，太子参30g，熟地黄50g，木香10g，威灵仙10g，细辛3g，独活10g，黄连5g，当归10g，肉桂（后下）8g，益智仁20g，知母15g，酒萸肉30g，酒大黄（后下）10g，芒硝5g，玉米须

30g，五味子 10g，萆薢 20g，白茅根 30g，玄参 5g。

服用 7 剂，复查尿常规：白细胞（−），蛋白质（±），酮体（−），胆红素（＋），葡萄糖（＋＋＋）。

按：用药上，选用一动(健脾药)一静(滋补药)。五味子补肾、固精、固涩、保肝，基本无不良反应。治疗以 6 周为 1 个疗程。血尿不一定都用止血药，还可以配伍小剂量活血药。

猪苓汤治疗尿血（余峰医案）

患者，男，40 余岁，汕头人。尿血，各项检查未见明显异常。处方予猪苓汤加减。服用 1 剂后，尿血止。

无比山药丸加五倍子治疗蛋白尿（常文医案）

患者，女，31 岁。患者诉近半年来，因自服减肥药（网上购买，具体不详）后引发肾病，查尿微量蛋白一直维持在 2000mg/L 以上，西医治疗效不佳。

处方：无比山药丸加五倍子。

服用 1 个月，复查，尿微量蛋白明显下降。

按：五倍子为临床治疗蛋白尿的专药。

结石疼痛

杜某，男，57 岁。2021 年 10 月 18 日初诊。

症状：右上腹剧烈疼痛，额头冷汗，痛不欲生，服用止痛药无效，脉浮滑，舌淡苔略厚。既往胆囊炎、胆囊结石、糖尿病、中风病病史。

处方：柴胡 30g，枳壳 30g，白芍 100g，生甘草 30g，鸡内金 10g，金钱草 30g，海金沙（包）30g，郁金 10g，香附 10g，高良姜 30g，威灵仙 60g，鸡矢藤 60g，醋延胡索 60g，川楝子 10g，木香 10g，青皮 10g，黄连 10g，芒硝（冲服，药熬好趁热搅拌进去）15g。3 剂。水煎服，日 3 次，每次 180ml 左右。

第 1 剂服后 1 小时疼痛逐渐缓解，精神尚可。返回家中继续服药，当晚疼痛止。上述药方继续服用 10 日。

慢性肾衰竭

症状：慢性肾衰竭，肾功能检查提示尿酸 523μmol/L，肌酐 146μmol/L，球蛋白 4.95g/L。

处方：五苓散合大柴胡汤加减。柴胡 15g，黄芩 10g，法半夏 10g，猪苓 10g，茯苓 20g，泽泻 15g，钩藤 8g，白茅根 20g，黄芪 20g，肉桂 8g，白术 30g，酒大黄（后下）8g，白芍 15g，枳壳 10g，天麻 10g，熟地黄 30g，益智仁 20g，萆薢 15g，甘草 10g。

复查肾功能：尿酸 386μmol/L，肌酐 123μmol/L。

小便不尽

党某，男，20 岁。2021 年 11 月 4 日初诊。

症状：自诉小便不尽感，遗尿，腰腿痛，便黏，左濡软寸不足右弦滑，舌尖红，舌瘦苔白，有瘀点。

处方：龙胆泻肝丸合滋肾通关丸加减。龙胆草 6g，栀子 10g，当归 10g，生地黄 15g，木通 10g，泽泻 15g，柴胡 6g，生甘草 15g，黄柏 10g，知母 10g，肉桂 10g，杜仲 30g，川续断 30g，积雪草 60g，车前草 30g，川萆薢 30g，瞿麦 15g，石韦 15g。

陈晨按：右脉弦滑，肝经湿热，用龙胆泻肝汤；腰腿痛，用杜仲、续断；尿不尽感、遗尿，用滋肾通关丸；舌有瘀点，用积雪草清热化瘀；便黏、尿不尽感，用车前草、川萆薢、瞿麦、石韦清下焦湿热。

许斌按：龙胆泻肝丸去黄芩换黄柏，因病在下焦，同时配上滋肾通关丸解决尿不尽的问题，杜仲、续断为腰痛专药，积雪草、萆薢、瞿麦、石韦加强清利下焦湿热能力。

滋肾通关丸治疗尿道炎

赵某，女，46 岁。

症状：1 天前饮食油腻后出现尿频尿痛，先后服三金片、左氧氟沙星片、知柏地黄丸，效不佳。症见尿频尿痛，尿不尽感，后背凉。

处方：制附子 10g，生薏苡仁 60g，怀牛膝 30g，黄柏 15g，肉桂 10g，知母 10g，车前草 30g，马鞭草 30g，白头翁 30g，川木通 10g，生甘草 15g，生地黄 15g。3 剂。水煎服，日 3 次。

桂附地黄丸治疗尿频

患者，女，32 岁。

症状：数年前，因尿频憋尿后出现无尿，于当地医院予导尿术，后尿频反复发作，伴排尿困难，尿胀痛和无力感，腰痛，怕冷，乏力，面部痤疮，夜尿频，眠差，心烦，予滋肾通关丸治疗，已无明显尿痛感，现仍尿频，尿无力感，尿多。体态瘦弱。

处方：八味地黄丸加减。山萸肉 25g，五味子 15g，山药 25g，牡丹皮 25g，茯苓 25g，泽泻 15g，熟地黄 25g，炙黄芪 30g，金樱子 30g，韭菜子 30g，益智仁 30g，肉桂 10g。

服用 1 剂半，夜尿频明显减轻，夜尿 1 次。

外台茯苓饮、滋肾通关丸治疗尿频（黄炜医案）

症状：患者尿频，夜尿 6 次左右，乏力，腰酸，腹胀，舌质暗红苔水滑厚，寸关脉沉弦滑尺脉涩。

处方：外台茯苓饮合滋肾通关丸。怀牛膝 30g，黄柏 15g，知母 30g，肉桂 10g，生龙骨 30g，生牡蛎 30g，炒酸枣仁 60g，首乌藤 30g，生地黄 30g，怀山药 30g，山萸肉 30g，茯神 30g，泽泻 30g，牡丹皮 10g，制附子 6g，车前草 20g，覆盆子 30g。

二诊：无失眠，去首乌藤、牡蛎、酸枣仁。知母改为 10g。

服用 12 剂，夜尿止，乏力、腰酸明显缓解。

桂附地黄汤、五苓散治疗夜尿频多（胡德禹医案）

患者，女，夜尿 5～6 次，白日饮水多、情绪紧张尿频。既往病史较多（具体不详）。予桂附地黄汤合五苓散，加覆盆子、益智仁、金樱子。

服用后，夜尿频好转，夜尿 1 次。

拔罐放血治疗眼底出血（余峰医案）

症状：患者，女，眼底出血 1 年余。反复眼底出血，于当地医院检查未见明显异常，病因不详，既往出现眼底出血，3 个月左右自愈，此次病程较长，故来诊。

处方：背部拔罐放血。沿肩胛缝拔罐，取膏肓、肝俞、脾俞。3 次。

3 次治疗后，已无明显眼底出血。

尿路感染专方（余峰医案）

冯某，女，50 余岁。

症状：反复尿路感染 10 余年。尿频、尿急、尿不尽，尿少，点滴而止，小腹胀。

处方：黄芪 30g，生甘草 10g，巴戟天 10g，盐黄柏 10g，炒苍术 10g，炒薏苡仁 30g，怀牛膝 15g，川牛膝 15g，乳香 3g，炒杜仲 15g，炒续断 15g，酒当归 10g，苦参 5g，浙贝母 10g，益母草 10g，黑大豆 15g，陈皮 10g。3 剂。江门北京同仁堂取药。另购中成药附子理中丸 1 盒。

真武汤治疗慢性肾炎水肿（余峰医案）

患者，女，68 岁。

症状：双足重度水肿，下午甚，小便不利，舌质淡，水滑舌，脉沉细无力。身材中等，面色无华。既往慢性肾炎病史 30 余年，肾性高血压病史，规律服药。尿蛋白（+++）。

诊断：水肿。脾肾阳虚证。

处方：真武汤加减。炮附子 15g，茯苓（捣碎）45g，生姜（切片）45g，红参 10g，炒薏苡仁 60g，赤芍 15g，白芍 15g，炒白术 30g，黄芪 45g，防风 10g，酒大黄（后下）10g，川牛膝 10g，怀牛膝 10g，炒车前子（包煎）15g，肉桂 5g。3 剂。深圳北京同仁堂取药。

注意：煎药时，先取附子、茯苓、生姜、红参、薏苡仁，加黄酒

100ml 同水一起先浸泡 1 小时，而后煎 1 小时，口尝无麻舌感后，可下其他药再同煎半小时即可。

家属转诉，服用 1 剂，尿量明显增加，且无小便不利，足部水肿去之七八，患者状态好转。嘱其继续服用 3 剂后复诊，后期用药随症加减，服药 1 个月。

按：真武汤用药心得，黄芪、肉桂，源于十全大补汤；牛膝、车前子，源于金匮肾气丸；酒大黄、黄芪，对改善肾功能，清除肾毒素，清除肾蛋白尿效果甚好，大黄用量随蛋白尿的减少可逐渐减量至 3～5g，但不可减去此药。

单药薏苡仁，可入骨，肾主骨，同茯苓配对，甚妙；因茯苓可伐肾邪，健脾渗湿，同时该药含有丰富的"硒元素"，对"抗肾病变"效果显著，常同酒大黄、黄芪二药联用，形成一组治疗肾病的角药。

血瘀甚者，加丹参 10g，桃仁 10g，三七粉（冲服）1g，甚者再加琥珀粉（冲服）1g。血瘀之象改善之后，先撤去桃仁，此药有小毒，肾病患者切不可久用，中病即止！后陆续撤去三七粉和琥珀粉，保留丹参即可。因上述患者没有明显的血瘀之象，所以未用此活血四药，仅做总结，以飨同道。

少腹逐瘀汤治疗前列腺增生

杨某，男，53 岁。2021 年 12 月 2 日初诊。

症状：尿频，便溏，痔疮，脉关尺弦滑寸不足，舌苔白厚腻。诊断为前列腺增生。

处方：川楝子 10g，小茴香 6g，生黄芪 120g，生甘草 10g，吴茱萸 6g，穿心莲 10g，怀牛膝 30g，木香 6g，乌药 10g，车前草 30g，陈皮 10g。

治疗阳痿验案（王洪凤医案）

王某，男，47 岁，大车司机。2022 年 3 月 9 日初诊。

症状：阳痿，阴囊潮湿，睾丸变小，勃起障碍，肛门凉潮湿瘙痒，颈椎、前额凉痛、有汗，膝关节、手关节凉、有汗，眼睑经常长麦粒肿（睑腺炎），眼圈发黑，眼睛白轮发黄，鼻梁两侧发红，怕冷，喜食凉饮，食冷饮后颈椎、头疼痛加重，易怒。尿黄，大便尚可，饮食尚可。（以上病史 7 年之久）。舌质红，苔腻微黄，脉濡数左手关脉弦。

病机：肝胆湿热，外寒内热不得舒发。

处方：当归拈痛汤、四妙散、桂枝葛根汤、龙胆泻肝汤合用加减。羌活 15g，茵陈 35g，苍术 15g，黄柏 15g，生薏苡仁 50g，川牛膝 15g，白术 15g，人参 10g，苦参 12g，葛根 90g，桂枝 30g，炒白芍 15g，鲜姜 6 片，大枣（切）6 个，生甘草 10g，白芷 15g，红花 6g，龙胆草 12g，车前子（包煎）25g，木通 10g，黄芩 12g，栀子 12g，当归 12g，生地黄 25g，泽泻 25g，柴胡 10g，砂仁（后下）6g，白豆蔻（后下）6g，草果（后下）6g，白头翁 15g，炒白蒺藜 15g，制黑附子（先煎）15g。5 剂。

按：龙胆泻肝汤，疏肝利胆、清肝火除湿；当归拈痛汤利湿清热，疏风止痛；四妙散清利下焦湿热；桂枝葛根汤解肌发表，通阳生津，舒筋，调和营卫。加白芷祛阳明之头痛；加红花是因久病必瘀；加草果、砂仁、豆蔻燥湿化痰；因肛门瘙痒，加白头翁，白头翁归属大肠经，具有清热解毒作用，可用于阴痒带下、肛门凉；加附子散寒，因病情寒热错杂，所以寒热并用。患者眼睛经常麦粒肿故用炒白蒺藜，白蒺藜入肝经，具有平肝疏肝、祛风明目的作用，还有治阳痿之效。肝主筋，前阴为宗筋所聚；肝气郁，则气滞血瘀，血不养筋而致痿。白蒺藜既能疏肝，又能泄降，以之治阳痿，实为肝郁致痿的治本之品。

阳痿的原因颇多，非仅肾阳虚、命门火衰一端，故治疗阳痿要思索需辨证，并非直投温补兴阳之品。

二加龙牡汤治疗遗精

卢某，男，22 岁。2022 年 3 月 10 日初诊。

症状：遗精，每周 1 次，耳鸣，偶有腰酸困，曾服用补益类药物，症状加重，舌净苔薄有微裂纹，脉不详。

处方：二加龙牡汤。桂枝 15g，白芍 15g，生龙骨、生牡蛎各 30g，柴胡 10g，黄芩 10g，川楝子 10g，柏子仁 15g，百合 30g，黄柏 15g，知母 15g，金樱子 30g，芡实 30g，生甘草 10g，灵磁石 30g，制附子（先煎）5g，生姜 6 片，大枣（切）3 个。7 剂。水煎服，日 3 次。

睾丸肿，阴茎肿

王某，男，80 岁。2021 年 10 月 5 日初诊。

症状：睾丸肿，阴茎肿，脸肿腿肿，脉寸弱关尺浮滑，舌淡红苔略厚。

处方：春泽汤合加味导气汤加减。茯苓 30g，猪苓 15g，泽泻 30g，吴茱萸 5g，川楝子 15g，桂枝 15g，生晒参（细）20g，小茴香 6g，木香 10g，生白术 30g，车前草 30g，怀牛膝 10g。

专方治疗精弱

万某，男，27 岁。2021 年 10 月 21 日初诊。

症状：精子质量差、少，口干多饮，腹胀，矢气多，便稀，汗多，脉左寸弱关尺弦滑右寸浮关尺微滑，舌淡红苔薄白。

处方：二仙汤合男性精弱不育方加减。仙茅 10g，巴戟天 10g，淫羊藿 30g，黄柏 30g，当归 10g，知母 30g，菟丝子 30g，车前子（包煎）15g，怀牛膝 10g，枸杞子 15g，覆盆子 15g，五味子 15g，羊红膻 15g，木香 15g。

二诊处方：仙茅 10g，淫羊藿 30g，巴戟天 12g，知母 20g，黄柏 20g，当归 10g，怀牛膝 10g，菟丝子 30g，枸杞子 30g，覆盆子 15g，五味子 30g，木香 10g，羊红膻 30g，干姜 30g，生甘草 30g，肉苁蓉 15g，肉桂 6g。

三诊：精子质量差、少，口干口渴，微腹胀，汗多，脉左寸弱关尺弦滑右寸浮关尺微，滑舌淡红苔薄白。

处方：仙茅 10g，淫羊藿 50g，巴戟天 12g，黄柏 10g，知母 10g，当归 10g，怀牛膝 10g，枸杞子 30g，菟丝子 30g，覆盆子 15g，木香 10g，五味子 30g，干姜 30g，生甘草 30g，羊红膻 30g，肉桂 6g，肉苁蓉 15g，麦冬 30g。

四诊处方：仙茅 10g，淫羊藿 50g，知母 10g，黄柏 10g，当归 10g，怀牛膝 10g，菟丝子 30g，枸杞子 30g，覆盆子 15g，五味子 30g，木香 6g，羊红膻 30g，干姜 30g，生甘草 30g，肉苁蓉 15g，肉桂 6g，麦冬 30g，巴戟天 12g，苍术 50g，乌药 10g。

五诊处方：仙茅 10g，淫羊藿 50g，知母 10g，黄柏 10g，当归 10g，怀牛膝 10g，菟丝子 15g，枸杞子 15g，覆盆子 15g，五味子 15g，木香 6g，羊红膻 30g，干姜 30g，生甘草 30g，肉苁蓉 15g，肉桂 6g，麦冬 30g，巴戟天 12g，苍术 50g，乌药 10g，鹿角胶 10g。

赵静按： 男性精弱不育方，药物组成为菟丝子、枸杞子、覆盆子、五味子、木香。干姜、肉桂温热下腹；羊红膻温补肾阳，促第二性征发育；肉苁蓉益精血。

陈晨按： 口干严重，二仙汤重用知母、黄柏补肾滋阴。五子衍宗丸补肾精。羊红膻类似生长激素，有生发作用，应该可以促进精子生成。腹胀用木香行气消胀兼醒脾，使诸多药物滋而不腻促进诸药吸收。

遗精、神经衰弱治验

张某，男，26 岁。2021 年 10 月 14 日初诊。

症状：颈椎病，背部不舒，纳呆，困乏，白天尿频，遗精，记忆力减退，注意力不集中，下腹不适，便秘且黏，右弦滑左弦细，舌淡苔白裂纹。

处方：柴芍龙牡汤合桂枝加龙骨牡蛎汤、葛根汤加减。枳壳 30g，柴胡 10g，白芍 60g，生甘草 30g，生麻黄 10g，柴葛根 30g，桂枝 30g，大枣 10 个，生姜 10 片，熟地黄 30g，五味子 30g，怀山药 30g，生龙骨 30g，山萸肉 30g，生牡蛎 30g，木香 15g，玉竹 15g，茯苓 30g。

2021 年 10 月 28 日二诊处方：生龙骨 30g，柴胡 6g，炒白芍 30g，生牡蛎 30g，玉竹 15g，生甘草 10g，茯苓 30g，生麻黄 10g，柴葛根 30g，制附子（先煎）6g，山萸肉 30g，五味子 30g，肉桂 10g，熟地黄 30g，怀山药 30g，大枣 3 个，生姜 10 片。

2021 年 11 月 4 日三诊处方：柴胡 6g，炒白芍 30g，生龙骨 30g，生牡蛎 30g，生甘草 10g，玉竹 15g，柴葛根 30g，生麻黄 10g，五味子 30g，制附子（先煎）6g，山萸肉 30g，熟地黄 30g，怀山药 30g，肉桂 10g，生姜 10 片，大枣 3 个，积雪草 30g，鸡矢藤 30g，茯神 30g，肉苁蓉 30g。

赵静按：小便不利、遗精、记忆力减退，用柴芍龙牡汤平肝息风、固肾填精；桂附地黄丸加大枣、生姜温补肾阳；肉苁蓉为阳痿专药；苔白厚、便黏，鸡矢藤、茯神消食化积，健脾利湿；积雪草解毒散结，对腺性疾病有疗效。

治疗慢性前列腺炎

孙某，男，38 岁。2021 年 10 月 27 日初诊。

症状：尿频，尿不尽感，小便微痛，会阴胀，眠差，入睡难，易醒，脉弦滑左尺不足，舌淡苔白。

处方：济生肾气丸合通关丸加减。怀牛膝 30g，黄柏 15g，知母 30g，肉桂 10g，生龙骨 30g，生牡蛎 30g，炒酸枣仁 60g，首乌藤 30g，生地黄 30g，怀山药 30g，山萸肉 30g，茯神 30g，泽泻 30g，牡丹皮 10g，制附子（先煎）6g，车前草 20g，覆盆子 30g。7 剂。水煎服，日 1 剂。

按：患者有慢性前列腺炎病史，在非洲打工患有急性前列腺炎，因治疗不及时转成了慢性，已经 1 年多了。用济生肾气丸合滋肾丸（或称为通关丸）是因患者脉象弦滑，说明有热；同时患者失眠，通关丸中的知母，具有滋阴补肾安神的作用，一方两用。

陈晨按：济生肾气丸温肾化气、利水消肿，用于肾阳不足、水湿内停所致的肾虚水肿、腰膝疲重、小便不利、痰饮咳喘。尺脉沉细者，常用济生肾气丸；八味肾气丸、黄芪甘草汤、通关丸三方合用，主治老年性前列腺增生疾病，疗效可观。

免疫代谢系统疾病

专方治疗 1 型糖尿病

赵某，女，39 岁，未婚。2022 年 3 月 8 日初诊。

主诉：1 型糖尿病 1 年余。

症状：患者诉 1 年前因暴饮暴食、生活不规律引发 1 型糖尿病，目前胰岛素泵入治疗，症见消瘦，悲伤欲哭，脉右手浮大左手弦细，舌淡苔白腻。

处方：生黄芪 200g，苍术 30g，玄参 15g，怀山药 30g，鬼箭羽 30g，淮小麦 60g，生甘草 10g，陈皮 10g，翻白草 30g，天花粉 20g。15 剂。水煎服，日 3 次。

陈晨按：消瘦、右手浮大、舌淡苔白腻，说明气津不足，脾虚湿滞，故以补中益气汤为主方。大剂量黄芪补气降糖；改人参为玄参，加天花粉升津降糖；陈皮、苍术、山药健脾祛湿；去柴胡、升麻避免耗伤津液；悲伤欲哭用甘麦大枣汤；鬼箭羽、翻白草为降糖专药。

糖尿病验案三则

医案 1 张某，女，60 岁。2022 年 12 月 1 日初诊。

主诉：诊断为糖尿病 8 年余。

症状：乏力，失眠，爬楼时憋喘，手颤抖，脚心热，漏尿，大便尚可，舌淡苔薄白，脉不详。既往高脂血症 10 余年。

处方：二仙汤加减。生黄芪 90g，苍术 30g，生山药 30g，玄参 15g，黄连 15g，知母 15g，生龙骨、生牡蛎各 30g，白晒参 10g，粉葛根 60g，炒僵蚕 12g，焦麦芽 30g，焦神曲 30g，生山楂 30g，制鳖甲（打碎）20g，钩藤（后下）10g，蝉蜕 15g，制黄精 30g，首乌藤 45g，合欢皮 15g。15 剂。水煎服，日 2 次。

张博按： 糖尿病伴失眠、手震颤，用黄连、葛根降糖，同时葛根可以扩张血管、解痉。患者 60 岁，糖尿病 8 年余，因更年期自主神经紊乱引起的可能性大，所以重点在调整自主神经紊乱，而不以降糖为主。大剂量黄芪既补虚，又扩张血管、降糖，一药多用。

吴章武按： 用甘温除热法、滋阴清热法降糖。山楂、神曲、麦芽都是降脂专药。

医案 2 李某，女，76 岁。2022 年 3 月 5 日初诊。

症状： 血糖偏高，饮食尚可，小便频，大便尚可，左脉关部浮濡，右浮濡，舌淡红，苔中后部略腻。既往左侧乳腺术后病史。

诊断： 糖尿病。

处方： 金匮肾气丸。制附子（先煎）10g，肉桂 10g，熟地黄 45g，山萸肉 30g，怀山药 30g，牡丹皮 10g，苍术 30g，益智仁 30g，韭菜子 30g，黄芪 40g，陈皮 10g。15 剂。水煎服，日 3 次。

赵静按： 主方金匮肾气丸，治疗肾虚型糖尿病，即糖尿病尿频者，多因肾小管对原尿重吸收不畅。表现为上热下寒肾寒肾虚，需清上温下，温阳补肾。

专药的应用上，益智仁、韭菜子为遗尿专药；黄芪，可补中气、降血糖；因需久服黄芪，故加陈皮防止胃胀。

袁文思按： 患者尿频兼有糖尿病，符合金匮肾气丸主证，故以之为主方。以苍术代茯苓，取其健脾胃降糖两顾；益智仁、韭菜子、黄芪，补气助阳为金匮肾气丸之佐助；陈皮疏黄芪之壅补。

医案 3 赵某，男，53 岁。2022 年 3 月 5 日初诊。

主诉： 诊断为糖尿病 10 余年。

症状： 血糖偏高，肩部活动不利，手麻脚痛，视物模糊，大小便尚可，脉浮濡，舌淡苔薄白腻，有齿痕。

处方： 补中益气汤合五苓散。生黄芪 60g，苍术 30g，玄参 30g，怀山药 30g，白人参 15g，茯苓 30g，白术 30g，白扁豆 10g，葛根 45g，鸡血藤 60g，丹参 30g，当归 15g，制乳香、制没药各 10g，翻白草 30g，荔枝核 15g，陈皮 10g，炒莱菔子 10g，白芥子 10g，砂仁 10g，全蝎 10g，红花 10g，羌活 10g。15 剂。水煎服，日 2～3 次。

袁文思按： 糖尿病久病气虚，兼之肩关节不利，正应补中益气汤之气弱主症。主用人参不用党参，因党参有升糖作用；苍术代白术健脾降糖，配玄参为降糖药对；葛根、鸡血藤、活络效灵丹（丹参、当归、乳香、没药）、红花活血通络治肩关节不利；莱菔子、白芥子专主肢麻，又配全蝎增强化痰通络之效；翻白草、荔枝核为降糖药对；葛根、苍术、羌活、黄芪、人参等有御寒汤之意，配补中益气汤专主视力不佳。

魏庆富按： 补中益气汤、苍术、白术共用，加强健脾祛湿作用，苍术配玄参降糖药对；葛根代升柴，引入阳明经，降糖药；活络效灵丹，加鸡血藤、红花活血养血通络，大量鸡血藤为肩周炎专药；翻白草为降糖药；莱菔子、白芥子、全蝎息风化痰通络；羌活改善微循环，针对视物模糊，有大发散之意。

胡声华按： 补中益气汤补中气健脾升津降糖；五苓散，仅用茯苓、白术，因津液不足不能再加泽泻、猪苓以利水，桂枝温燥耗津，也不用；活络效灵丹，加鸡血藤、全蝎、红花、荔枝核，通络止痛；莱菔子、白芥子，二子化痰浊通瘀滞；羌活为走上引经药；翻白草为降糖专药。治则以益气健脾，化湿降糖，通经活络止痛为主。

王幸福按： 五苓散未用猪苓、泽泻，是因患者虽水邪郁滞，但其舌苔中裂严重，已有伤阴之象，故不可泄水伤阴。有是证用是方，有是症用是药。

巩和平按： 荔枝核、龙眼肉核、山楂核，降糖；苦瓜、地骨皮、翻白草，降糖；鬼箭羽降糖降压；鬼针草降压。

当归六黄汤、生脉饮治疗甲亢

刘某，女，36 岁。

症状：消瘦，头晕，疲劳，烦躁，心率快，每分钟 103 次，饮食一般，舌淡红胖大苔白，脉数。

辅助检查：白细胞偏低。促甲状腺素 0.01mU/L，游离三碘甲状腺素

11.8nmol/L，游离四碘甲状腺素 48.6nmol/L。

诊断：甲亢（甲状腺功能亢进症）。

处方：当归六黄汤合生脉饮加减。生黄芪 60g，当归 12g，黄连 20g，黄芩 10g，生地黄 30g，熟地黄 30g，砂仁 30g，黄柏 10g，麦冬 30g，北五味子 30g，北沙参 30g，女贞子 30g，鸡血藤 30g，补骨脂 30g，甘松 18g，天麻 30g，生龙骨、生牡蛎各 30g，大枣（切）6 个。7 剂。水煎服，日 2 次。

复诊：服药 12 剂，食欲尚可，大便次数减少，日 1～2 次，现偶有头晕、疲乏，整体明显好转。体重增加约 1.5kg，心率每分钟 60～90 次。复查甲状腺功能：促甲状腺素 0.005mU/L，游离三碘甲状腺素 8.01nmol/L，游离四碘甲状腺素 28.96nmol/L。

四逆散治疗桥本甲状腺炎

西某，女，48 岁。

症状：怕风，纳呆，舌淡苔白。诊断为桥本甲状腺炎，甲状腺结节，甲状腺功能减退症。

处方：四逆散加减。柴胡 6g，枳壳 30g，白芍 30g，生甘草 15g，川芎 10g，香附 10g，麦冬 30g，生地黄 15g，川楝子 10g，枸杞子 15g，当归 15g，延胡索 30g，南沙参 30g，青皮 10g，淮小麦 50g，陈皮 10g，金雀根 30g，积雪草 30g，桂枝 30g，大枣 6 个，砂仁 30g，首乌藤 30g，生姜 6 片。7 剂。水煎服。

血府逐瘀汤、黄芪桂枝五物汤治疗手黄

张某，女，52 岁。

症状：双手发黄。

处方：血府逐瘀汤合黄芪桂枝五物汤加减。茵陈 30g，桃红 10g，红花 10g，当归 10g，赤芍 15g，川芎 10g，生地黄 15g，桔梗 3g，柴胡 10g，枳壳 10g，怀牛膝 10g，生甘草 12g，干姜 15g，桂枝 15g，党参 15g，生姜 10g，生黄芪 30g，大枣 6g。

张博按：黄芪桂枝五物汤可加快双手血液循环，可以使药效更快起作用；血府逐瘀汤不仅可以改善血供，还可以治疗更年期自主神经紊乱。

阳痿早泄效方

毛某，男，26岁。

症状：口苦口臭，早泄阳痿，性欲旺盛，手脚心发热，汗多，少腹痒，腰痛，易懒乏力，小便黄沥，大便不实，舌淡苔薄白，脉不详。体型偏胖，身高185cm，体重120kg。

处方：龙胆泻肝汤合桂枝二加龙牡汤。龙胆10g，车前子（包煎）20g，川木通10g，黄芩10g，栀子10g，当归12g，生地黄30g，黄柏10g，知母10g，泽泻30g，柴胡10g，生甘草10g，肉桂12g，白薇10g，白芍30g，制附子（包煎）6g，生龙骨、生牡蛎各30g，生姜10片，大枣（切）6个。7剂。水煎服，日2～3次。

按：方中加黄柏、知母，主要的作用是苦寒泄阴，降低性兴奋。

当归拈痛汤治疗痛风

杨某，男，16岁。2022年2月16日初诊。

症状：血红细胞增多，尿酸偏高，下肢疖肿，舌尖草莓红点。辨证为痛风。

处方：当归拈痛汤。茵陈30g，苦参15g，当归12g，炒苍术18g，白术18g，黄柏12g，黄芩12g，知母20g，猪苓20g，泽泻30g，土茯苓30g，葛根20g，车前子（包煎）30g，羌活6g，木瓜10g，防己20g，生甘草10g，赤小豆30g，川牛膝15g，威灵仙15g。15剂。水煎服，日2次。

2022年3月6日二诊：痛风尿酸高下降，疖子减少，下肢溃疡痊愈，尿量多，舌尖草莓红点。复查：血红细胞4.52×10^{12}/L，尿酸380μmol/L。

处方：当归拈痛汤。茵陈30g，白芍30g，当归12g，炒苍术30g，白术18g，黄柏12g，黄芩12g，知母20g，猪苓20g，泽泻30g，土茯苓30g，葛根20g，车前子（包煎）30g，羌活6g，木瓜10g，防己20g，生甘草 10g，赤小豆 30g，川牛膝 15g，威灵仙 15g，木香 6g，枳壳 10g，鸡矢藤 30g。15 剂。水煎服，日 2 次。

三合汤治疗水肿

韦某，男，43 岁。2022 年 10 月 4 日初诊。

症状：水肿，乏力，懒动，舌头发麻，舌淡嫩苔白，脉不详。体型偏胖，身高 168cm，体重 105kg。既往血压、血糖偏高。

处方：防己黄芪汤、当归芍药散、鸡鸣散合用。生黄芪 90g，木防己 15g，苍术 30g，生甘草 10g，当归 12g，川芎 10g，白芍 15g，茯神 30g，泽泻 50g，白术 30g，木瓜 30g，吴茱萸 10g，大腹皮 15g，紫苏梗 12g，槟榔 10g，荷叶 30g，陈皮 10g。10 剂。水煎服，日 2 次。

2022 年 11 月 2 日二诊：体重下降。

处方：生黄芪 90g，木防己 10g，苍术 30g，生麻黄 10g，生甘草 10g，当归 12g，川芎 10g，白芍 15g，茯神 30g，泽泻 50g，白术 30g，木瓜 30g，吴茱萸 10g，大腹皮 15g，紫苏梗 12g，槟榔 10g，荷叶 30g，陈皮 10g，葛根 50g，石菖蒲 30g。10 剂。水煎服，日 2 次。

吴章武按：患者为阳虚水泛体质，水液输布障碍。前期下肢水肿、乏力、懒动都是心脾肾阳虚，水液潴留的表现。用了去水三合之后水肿缓解明显，体重有所减轻，说明水液开始动了。大量黄芪本身就有利水降压的作用，苍术、白术都可以营养神经，加快代谢。

黄炜按：麻黄，一是化湿，二是振奋阳气；加葛根也是升阳；石菖蒲化湿开窍。在祛湿的基础上振奋阳气，开窍醒脑。

王幸福按：第一，初诊对症，故守方加减。第二，用麻黄，一是因其懒惰无力，兴奋中枢神经，二是配苍术燥湿利水，三是麻黄有减肥的作用。第三，用菖蒲，芳香开窍，化湿提神，在治疗亚健康状态时，加入石菖蒲。第四，加葛根，一是升阳开窍，二是降糖。第四，减木防己，因其不宜长期使用，防止不良反应。

临床中，最重要的是对症用方，对症用药，适时调整。即针对患者的情况，按方施药。

肾性水肿治疗方

李某，男，60 岁。2022 年 7 月 27 日初诊。

症状：肾病综合征病史，现出现肾性水肿。

处方：金匮肾气丸、五苓散、鸡鸣散合用。生地黄 24g，淮山药 24g，肉苁蓉 30g，牡丹皮 12g，泽泻 30g，白茯苓 30g，车前子（包煎）15g，牛膝 15g，附子 10g，肉桂 10g，白术 15g，猪苓 15g，蒲公英 30g，黄芪 60g，益母草 15g，丹参 30g，金银花 15g，生姜 4 片，大枣 5 个，防己 15g，紫苏叶 12g，木瓜 12g，大腹皮 15g，白芍 15g。

糖尿病溃疡

患者烫伤后伤口久溃不愈，既往糖尿病病史 15 年。

付吕会按：清洁伤口，外敷羟苯磺酸钙，配合口服羟苯磺酸钙，控制血糖。

名医陈文伯治糖尿病足溃疡秘方：三黄散。黄芪 15g，黄连、黄芩各 10g。研粉。用 200g 芝麻油煎沸后与药粉调糊备用。取少许敷，治溃疡有特效。配合内服补益气血中药更佳。

朱又春生肌的外用药两种：①蛋黄油，取 20 只鸡蛋煮熟后取蛋黄，置铁锅中小火慢炒水分被烤干后，用铲刀压出油，小瓶贮存备用。②用紫草 50g，加麻油适量，小火慢熬，至起烟即可，待凉瓶贮备用。对褥疮或外伤久不收口的，清疮后外涂，并暴露疮口，每日 2 次。一般 1~2 周即可显效。

赵进喜按：湿润烧伤膏外用，可以治糖尿病足部溃疡。

阳和汤、消瘰丸治疗甲状腺肿大

翟某，女，57 岁。2021 年 9 月 30 日初诊。

症状：腰痛，胸闷气短，脉寸滑关尺不足，舌淡苔白。既往右侧卵巢囊肿病史。

诊断：甲状腺肿大。

处方：阳和汤合消瘰丸加减。夏枯草 50g，积雪草 50g，浙贝母 30g，玄参 30g，生牡蛎 30g，白芥子 10g，生麻黄 6g，熟地黄 30g，肉桂 10g，鹿角 60g，生甘草 10g，干姜 10g，蒲公英 30g，连翘 30g。

三高治疗验方（周厚田医案）

医案 1　患者三高（血压高、血糖高、血脂高），舌质不胖，舌苔黄，略燥。体型肥胖健壮。

处方：大柴胡汤。7 剂。

二诊处方：知柏地黄汤合三黄泻心汤加减。生地黄 25g，玄参 15g，生山药 25g，知母 10g，黄柏 15g，山茱萸 15g，茯苓 15g，泽泻 15g，牡丹皮 15g，赤芍 15g，葛根 30g，丹参 30g，天花粉 15g，大黄（后下）10g，川芎 10g，红花 6g，当归 6g，黄芩 12g，黄连 5g，煅瓦楞子 20g，乌贼骨 10g。7 剂。

服用 2 周，停服西药，血糖值稳定，接近正常值。

按：患者体型肥胖健壮，初诊用大柴胡汤，泻其有余，通腑泻浊、推陈致新；二诊用知柏地黄汤合三黄泻心汤加减，补其不足，清热滋阴、泻火通便。

医案 2　陈某，女，42 岁。2021 年 12 月 7 日初诊。

症状：三高，失眠易醒，疲乏，燥热，胃胀、胃酸、胃痛，拉肚子，脉关尺沉滑寸不足，舌淡苔薄。

处方：桂附地黄丸加专药。肉桂 10g，制附子 6g，首乌藤 30g，蓝布正 30g，鬼针草 30g，熟地黄 30g，怀山药 30g，山萸肉 30g，茯苓 30g，泽泻 15g，牡丹皮 10g，郁金 10g，香附 10g，栀子 10g，砂仁 20g，木香 6g，鸡矢藤 30g，金雀根 50g。

赵静按：患者疲乏、舌淡、腹泻、关尺脉沉，用桂附地黄丸温补肾阳。首乌藤、金雀根，是治疗失眠药对；蓝布正、金雀根、鬼针草，降血压；失眠，燥热易醒，考虑肝郁化火，用牡丹皮、栀子；郁金、香附，疏肝理气；胃胀、胃痛、胃酸，用开胃进食灵验汤消积醒脾，由砂仁、木香、鸡矢藤组成。

一贯煎合知柏地黄汤治疗糖尿病（周厚田医案）

刘某，男，47岁。

症状：血糖高，餐前空腹血糖14.4mmol/L，多食，多尿，便秘，口苦，口干。

处方：一贯煎合知柏地黄汤。

二诊：乏力，舌红苔腻。

处方：桑叶15g，石膏60g，麦冬15g，杏仁10g，红参6g，甘草6g，天花粉20g，玄参15g，地骨皮15g，知母20g，生地黄30g，芦根15g，葛根15g，麻黄30g，黄连15g，苍术15g。

周厚田按：舌红无苔，多用益气养阴之法，一贯煎合知柏地黄汤加减。舌淡苔白腻，为脾肾两虚证，可以考虑参苓白术散合金匮肾气丸加减。热盛津伤者，用人参白虎汤。体格壮实、肥胖、多食酒肉者，先与大柴胡汤，通腑泻浊。

滋水清肝饮治疗甲亢（常文医案）

患者情绪烦躁，乏力，汗出，不能走路，2019年曾因甲亢服用逍遥散合归脾汤加减，效可。诊断为甲状腺功能亢进症。辨证为肝郁肾虚。处方予滋水清肝饮，加酸枣仁30g。半个月而愈。

五苓散治疗糖尿病

刘某，女，60岁。2021年10月19日初诊。

症状：血糖高，目前胰岛素治疗，自诉接种疫苗后出现憋气，全身疼痛，哮喘，手胀无法握拳，舌淡红苔白厚，脉浮大重按无力。

辅助检查：肺结节，肺部磨玻璃影。

处方：五苓散加减。生黄芪60g，生白术30g，苍术30g，怀山药30g，积雪草30g，羌活10g，独活15g，杜仲15g，川续断15g，陈皮30g，清半夏10g，茯苓30g，生甘草6g，生地黄10g，玄参15g，泽泻30g，桂枝15g，盐荔枝核30g，黄连10g，苦瓜片10g，粉葛根30g，鬼箭羽30g。

二诊处方：上方加当归 10g，丹参 30g，炙没药 6g，炙乳香 6g。

张博按：五苓散加专药羌活、独活改善末梢循环，解痛；黄芪、荔枝核、黄连、苦瓜、葛根、鬼箭羽降糖。

张炳基按：黄芪、山药、苍术、玄参、生地黄、积雪草均可降糖。

痛风治疗经验

临床中，降尿酸必不可少的药有土茯苓、萆薢、蚕沙、忍冬藤、白茅根、虎杖、车前草。

痛风稳定期以四妙丸为主方。痛风急性期以四妙勇安汤为主方，加土鳖虫等活血药，急性期红、肿、热、痛是由于尿酸高结晶阻塞末梢循环，不通则痛，局部针刀治疗会看到颗粒状的结晶。

降尿酸简易方：方一，黄芪、车前草、水蛭，以 3∶2∶1 比例，打粉冲服。方二，四妙丸，配合服用复方金银花颗粒。

寒湿型的痛风，用加味苍柏散；口干口苦、形体肥胖、脚汗多、阴部潮湿、舌苔厚满布、尿酸高者，用龙胆泻肝汤合四妙丸、五苓散、降酸专药；听水流声想小便者，用苓桂术甘汤合五苓散。

小柴胡汤加生石膏治疗成人斯蒂尔病

王某，男，45 岁。2022 年 7 月 31 日初诊。

症状：发热，体温 38.9℃，手腕、手臂软组织拉伤疼痛，膝盖痛，手脚凉，咽喉痛，舌暗苔厚腻，舌尖瘀斑，脉右沉弱左浮软。

诊断：成人斯蒂尔病（多系统免疫风湿病）。

处方：小柴胡汤加生石膏。柴胡 45g，黄芩 30g，生石膏 60g，知母 15g，炒僵蚕 12g，蝉蜕 12g，山豆根 10g，赤芍 30g，生甘草 15g，生地黄 30g，桔梗 3g，牡丹皮 10g，石斛 30g，荔枝草 30g。3 剂。水煎服，日 3 次。

服用 2 剂，体温恢复正常，膝盖痛明显缓解。

张博按：成人斯蒂尔病，现代医学病理不明，是多系统受累的免疫风湿病，患者多有常年不明原因发热及关节疼痛。小柴胡汤是治疗免疫性疾病的效方，重用生石膏退热、镇痛、消炎，石膏经胃酸作用变为可溶性钙盐至肠吸收，增加血清 Ca^{2+} 浓度，从而抑制体温调节中枢亢进，减低骨骼肌兴奋性及血管通透性，产生镇痉、消炎等作用。

山豆根加强退热效果；牡丹皮凉血活血；石斛除滋补胃阴的作用，还能修复营养神经；荔枝草清热解痛，是咽喉痛前、热咳专药。

桂枝加附子汤加专药治疗自汗盗汗

杨某，男，52 岁。2022 年 7 月 29 日初诊。

症状：主诉自汗、盗汗 10 余年。饮食后头汗较重，大便可，舌胖大有齿痕，苔白，脉象不详。

处方：桂枝加附子汤加专药。桂枝 15g，肉桂 10g，白芍 30g，制附子 6g，山萸肉 100g，北五味子 30g，生龙骨 30g，生牡蛎 120g，生甘草 30g，仙鹤草 30g，黄连 15g，生姜 6 片，大枣（切）6 个。5 剂。水煎服，日 3 次。

高血压，动脉硬化验案

侯某，男，43 岁。2021 年 10 月 19 日初诊。

症状：血压高，动脉硬化，牙痛，舌淡红胖苔厚。

处方：二陈汤合消瘰丸、封髓潜阳丹。陈皮 10g，清半夏 10g，茯苓 30g，生甘草 6g，竹茹 15g，枳壳 15g，浙贝母 15g，生牡蛎 30g，玄参 15g，制附子（先煎）6g，黄柏 30g，制龟甲 10g，怀牛膝 30g，鬼针草 30g，蓝布正 30g，生石膏 60g，生地黄 30g，麦冬 30g，细辛 3g。

妇儿科疾病

阳和汤合当归补血汤治疗乳腺癌溃烂

晏某，女，31岁。

症状：2020年8月发现右侧乳腺癌行化疗，2021年1月29日行手术。症见两乳中间上方溃烂不收口，怕冷乏力，右肩痛，饮食、二便尚可。舌淡苔薄白，脉不详。

处方：阳和汤合当归补血汤。生黄芪200g，当归15g，陈皮10g，熟地黄45g，鹿角胶（烊化）15g，阿胶（烊化）15g，龟甲胶（烊化）15g，白花蛇舌草50g，制附子5g，生姜15g，大枣（切）6个。10剂。水煎服，日3次。

张博按：治疗时，先用黄芪托里生肌收口，补虚。

吴依芬按：这种溃烂基本都是肿瘤复发，所以加大量的白花蛇舌草也起很大作用。

子宫肌瘤、盆腔积液验方

董某，女，54岁。左少腹疼痛，腰酸痛，眠差，夜尿频，心率慢，脉右浮大左浮软，舌淡苔薄白。

诊断：子宫肌瘤，盆腔积液。

处方：黄芪赤风汤、薏苡仁附子败酱散、当归芍药散、消瘰丸合用。生黄芪40g，赤芍15g，防风10g，生麻黄6g，制附子6g，生薏苡仁50g，败酱草30g，马鞭草30g，白花蛇舌草40g，当归12g，莪术15g，生白术30g，川芎10g，泽泻15g，浙贝母30g，红藤20g，白晒参15g，玄参15g，生牡蛎30g，沙苑子30g，北五味子30g，乌梅10g。

当归芍药散加减治疗妇科杂病

胡某，女，18岁。

症状：乳头流黄水，手汗多，怕冷，纳差，月经经期长，舌淡苔白厚腻，杨梅点（网诊）。既往多囊卵巢综合征病史。

处方：当归15g，川芎10g，白芍30g，茯神30g，炒白术30g，泽泻60g，藿香30g，佩兰15g，石菖蒲30g，益母草30g，泽兰30g，白花蛇舌草30g，香附10g。7剂，水煎服，日2次。

李光莲按：当归芍药散，加藿香、佩兰、石菖蒲芳香化湿醒窍，加益母草、泽兰活血利水，加白花蛇舌草、香附去黑苔。

二仙汤治疗更年期综合征

肖某，女，54岁。

症状：血压高，失眠，烦躁，脉弦滑尺弱，舌胖大齿痕薄白。

诊断：更年期综合征。

处方：淫羊藿10g，仙茅6g，巴戟天12g，当归10g，黄柏20g，知母20g，女贞子15g，墨旱莲15g，生龙骨30g，牡蛎30g，怀牛膝30g，栀子10g，炒酸枣仁60g，首乌藤30g，菊花30g，菟丝子30g，杜仲30g，川续断15g，制龟甲15g，茯苓30g，泽泻30g，干姜10g，砂仁10g，鬼针草30g。

复诊：降压药减了一半，停用雌二醇激素。

黄炜按：二仙汤合二至丸、菟丝子、雌雄激素以治本。龙骨、牡蛎、酸枣仁安眠，天麻钩藤饮平肝息风潜阳，治标。牛膝改善微循环，菊花清肝。茯苓、泽泻把血中水分去除，利尿、降压。鬼针草降压。

口臭、腹胀治疗方

许某，女，25岁。

症状：口臭，胃胀，月经10天左右，脉浮濡，舌胖大齿痕苔薄。

处方：附子理中丸合五苓散、平胃散。制附子6g，生黄芪30g，当归15g，党参30g，干姜15g，炒白术15g，苍术15g，生甘草10g，茯苓

30g，泽泻 30g，猪苓 10g，益母草 30g，泽兰 30g，陈皮 10g，厚朴 10g，乌贼骨 30g，茜草 10g，生姜 6 片，大枣（切）3 个，藿香 15g，佩兰 15g，石菖蒲 15g，大黄（后下）3g，黄连 3g。7 剂。水煎服，日 2 次。

服药后，神清气爽，精神佳。矢气多且臭，大便时溏时成形。

妇科杂病治疗方

高某，女，27 岁。

症状：头项不适，时有心悸，性躁，少腹疼痛，小腿肌肤甲错，月经有血块，饮食、二便尚可。舌淡苔白后略腻，脉不详。

病机：气机不利兼有血瘀。

处方：血府逐瘀汤合泽泻汤、甘麦大枣汤加减。桃仁 10g，红花 10g，当归 12g，川芎 30g，赤芍、白芍各 15g，生地黄 30g，桔梗 3g，柴胡 10g，枳壳 15g，怀牛膝 10g，柴葛根 30g，蔓荆子 30g，茯神 30g，泽泻 40g，桂枝 30g，生甘草 30g，醋延胡索 30g，鸡血藤 30g，红藤 30g，生龙骨、生牡蛎各 30g，淮小麦 50g，大枣（切）10 个。7 剂。水煎服，日 2 次。

张博按：血府逐瘀汤合泽泻汤、甘麦大枣汤。少腹瘀血，红藤、鸡血藤加强活血化瘀，延胡索镇静止痛，龙骨、牡蛎加强镇静效果。

王幸福按：结合舌脉，泽泻汤主要解决头部不适问题，甘麦大枣汤主要解决情绪问题。

袁文思按：因少腹疼痛、肌肤甲错、月经血块是血瘀，情绪烦躁是肝郁，故选用血府逐瘀汤。少腹疼痛（脉弦急）、心悸、性躁，选用桂枝加龙骨牡蛎汤、甘麦大枣汤。头项不适、时有心悸、舌苔略腻是痰湿积聚所致，选用五苓散之茯神、泽泻、桂枝，益气聪明汤之芍药、甘草、葛根、蔓荆子。少腹疼痛、舌厚苔略腻，判断应该有盆腔炎症，加用延胡索增强止痛，加用鸡血藤、红藤增强活血消炎利湿的功效。

小儿发热效方（吴章武医案）

患儿，女，3 岁。

症状：发热，体温 39.5℃，自行服退热药无效，网诊。

处方：升降散合麻杏石甘汤加减。麻黄 5g，炒苦杏仁 20g，石膏 30g，甘草 9g，蝉蜕 12g，僵蚕 10g，姜黄 6g，大黄（后下）6g，北柴胡 6g，陈皮 6g。

服用 1 剂，热退。

吴章武按：小儿各种原因引起的发热，如扁桃体炎、肺炎，都用此方，然后用开胃进食汤善后。

许斌按：柴胡四妙勇安汤治疗扁桃体炎效果也好。

魏庆富按：小柴胡汤加生石膏，治发热效果也很好。

先清后补治疗崩漏（余峰医案）

付某，女。

症状：月经淋漓不尽，夜间胸闷，眠安。

处方：熟地黄 45g，熟地炭 45g，枸杞子 30g，白芍 30g，炒酸枣仁（捣碎）30g，酒黄连 3g，煅乌贼骨 10g，茜草 10g，陈皮 15g。3 剂。北京同仁堂取药。

复诊：服用 1 剂，月经淋漓不尽止。

处方：酒当归 30g，生黄芪 45g，霜桑叶 3g，生白术 15g，熟地黄 30g，熟地炭 30g，山药 20g，麦冬 10g，北五味子（捣碎）3g，佛手 15g，陈皮 15g。5 剂。北京同仁堂取药。另：田三七粉 10 份。

按：五味子、桃仁、酸枣仁类药，临床多用来治疗需要疏泄的疾病，如崩漏、盗汗、大汗淋漓、遗精、早泄等。五味子等子类药，通过炒熟、捣碎，有效成分更容易被煎出来，效佳。

长期月经淋漓不尽，考虑久病，肾气不足，致肾虚，故用了大量地黄补肾。

四逆散治疗功能性子宫出血（胡德禹医案）

患者，女，32 岁。

症状：主诉月经失调半年余。月经失调，经期延长至 20 余日，淋漓不尽，服用黄体酮后，胃脘不适，面部浮肿。彩超示子宫内膜厚度8.4mm。

病机：肝郁气滞，脾虚湿重。

处方：四逆散加减。柴胡10g，白芍15g，枳实15g，炙甘草10g，生黄芪60g，黄芩10g，清半夏15g，首乌藤30g，合欢皮10g，陈皮10g，茯苓30g，泽泻20g，杜仲15g，沉香5g，郁金10g，熟大黄（后下）10g，瓜蒌15g，当归10g，厚朴15g。

月经正常，伴血块，大便调。

按：四逆散疏肝透邪热，去肝经瘀热；陈皮、茯苓健脾化痰祛湿，让子宫内膜变薄；首乌藤、合欢皮安神解郁助睡眠。

合方治疗月经不调

赵某，女，40岁。2021年9月16日初诊。

症状：月经不利，量少，面浮肿，面色㿠白，脉右浮软左浮软关部突出，舌胖嫩齿痕。

处方：丹栀逍遥散、当归芍药散、五苓散、二仙汤合用加减。牡丹皮10g，栀子10g，当归15g，柴胡10g，淫羊藿30g，仙茅10g，巴戟天10g，茯苓45g，香附10g，郁金10g，生白术45g，生甘草10g，薄荷3g，生姜10片，白芍30g，川芎10g，泽泻30g，猪苓15g，肉桂10g。

魏庆富按：月经不利量少，用丹栀逍遥散疏肝解郁，加当归芍药散活血利水通经；面浮肿，用当归芍药散、五苓散健脾利水消肿；淫羊藿、仙茅、巴戟天温肾助阳，调补雌激素；香附、郁金助逍遥散解郁疏肝。全方肝气条达舒畅，血脉流畅，水道通达月经通，浮肿消。

张博按：淫羊藿、仙茅以促进雄激素，巴戟天以促进雌激素。临床三药常同用，以使雌激素、雄激素同时提高。可能习惯上认为更年期需要补充雌激素，但实际二仙汤是雌雄激素同调。雄激素不仅是合成雌激素的前体，也是维持女性正常生殖功能，保持下体毛发等正常发育的物质。

李光莲按： 加味逍遥散，在调经的时候会出现腹泻，是因为辨证不准吗？如何调整？

魏庆富按： 可以考虑加炒白术、苍术。

许斌按： 可以把栀子炒一下，或加干姜，治疗脾胃虚寒。

陈晨按： 可以用炒白芍。

黄炜按： 白芍大于 30g 时，有致泻作用。

HPV 治疗验案（许斌医案）

患者检查发现人乳头瘤病毒 16 型（简称 HPV16）阳性。

处方：鳖甲升麻汤加减。升麻 30g，当归 6g，甘草 6g，鳖甲 30g，黄芩 10g，牡丹皮 10g，薏苡仁 120g，大青叶 30g，郁金 30g，补骨脂 10g，黄芪 30g，龙血竭（冲服）3g，三七（冲服）3g。

服用 3 个月，复查结果转阴。

按： 体质寒者，加附子、细辛；服药后腹泻者，加苍术、干姜、山药。

李光按： 临床上 HPV16、HPV18 这两个高危型以外的其他型转阴较容易，通过服用中成药桂枝茯苓丸和补中益气丸，加上外用药，转阴的很多，但 HPV16、HPV18 型转阴较难。

胡德禹按： 若患者 HPV33 阳性，关脉滑数有力。处方予当归贝母苦参丸合猪苓汤。足厥阴肝经，环小腹而绕阴器，湿性趋下，若与热合，则如油入面。分消湿浊，肺为水之上源，肾为水之下源。

失眠效方

梅某，女，48 岁。2022 年 2 月 15 日初诊。

主诉：失眠 4 个月余。

症状：失眠，入睡困难，口渴，尿频。脉左细弱无力右浮滑，舌淡苔净齿痕。绝经 2 年。

处方：柴芍龙牡汤合二仙汤、甘麦大枣汤。柴胡 10g，白芍 15g，巴戟天 10g，仙茅 6g，淫羊藿 30g，生龙骨 30g，首乌藤 30g，黄柏

10g，知母 30g，生牡蛎 30g，五味子 30g，黄精 30g，当归 15g，淮小麦 50g，茯神 60g，鸡矢藤 50g，七里香 15g，金雀根 30g，侧柏叶 30g，葎草 30g，玉竹 18g，生地黄 60g，大枣（切）3 个。7 剂。水煎服，日 2 次。

按：金雀根、首乌藤、侧柏叶、葎草，为沈丕安教授治失眠小方；鸡矢藤、七里香（缬草），为治失眠偏方。

龙胆泻肝汤治疗乳疮

魏某，女，48 岁。

症状：左乳头旁红肿，流黄水，当地医院治疗，效不佳。

处方：龙胆 10g，车前草 30g，川木通 10g，黄芩 10g，栀子 10g，当归 12g，生地黄 15g，柴胡 10g，泽泻 15g，生甘草 30g，蒲公英 30g，连翘 30g。7 剂。水煎服，日 3 次。

黄柏 30g，黄连 30g，苦参 30g，生大黄（后下）10g，生栀子 15g。1 剂，打细粉，外用，敷患处。

服用 3 剂，外敷每日 1 次，红肿减轻，皮肤色暗。

陈晨按：皮肤颜色变化，考虑湿热痰结，血行不畅，瘀积于内，用药后瘀血由内向外透发出来。

巩和平按：栀子外用后，常会出现青紫，状似跌打损伤。

王幸福按：治疗前是皮肤红肿，治疗后是皮肤变暗，考虑外敷药后色素沉着。平素治疗烫伤、严重痤疮时，用完药后多会留下色素沉着。

青年崩漏治验

患者，女，19 岁。

主诉：月经淋漓不尽 4 年。

症状：4 年前开始出现月经淋漓不尽，先后于当地医院检查，考虑囊肿、息肉等，予药物（西药、中药等）治疗，效不佳。症见月经淋漓不尽，面色白，贫血貌，乏力，舌淡胖嫩。身高 172cm，体重 53.5kg。

处方：当归补血汤合四物汤、生脉饮加减。生黄芪 120g，当归

15g，川芎 10g，白芍 90g，熟地黄 30g，红参片 15g，茯神 30g，炒白术 30g，炙甘草 30g，麦冬 30g，补骨脂 30g，菟丝子（包）30g，霜桑叶 30g，阿胶（烊化）15g，三七粉（冲服）10g，制附子（先煎）10g，肉桂 10g，大枣（切）10个。10剂。水煎（7碗水煎至3碗量），日3次。

同时加服强骨生血口服液。

按：该患者气血双亏时间较长，虽说现在崩漏比较严重，但是不能把这作为治疗重点，治疗重点应该为调补气血，补气摄血。患者自诉中谈到大多数医生都是先止血，然后是稍有效，药一停，就又反复了，即没有抓住治病根本。本例患者的辨证思路，用十全大补汤，补气养血，稍兼用止血剂。用强骨生血口服液是临床经验，崩漏并出现贫血，月经淋漓止不住的时候，加大用量1～2日血止，同时养血的效果也比较明显。

许斌按：老年血崩汤、十全大补汤、补骨脂、菟丝子补雌孕激素，调内分泌止血；大剂强骨生血口服液生血止血。大剂白芍也有很好的止血作用。

巩和平按：也可用补中益气汤，加归脾汤、仙鹤草，考虑气虚脾虚，气不摄血，脾不统血。

余峰按：也可用补中益气汤，加山萸肉、龙骨、牡蛎、五味子等，合附子理中汤振奋中阳，附子少量用之益其阳缓缓图之。

陈晨按：也可用补中益气汤，加大剂量仙鹤草、阿胶、鹿角胶、龟甲胶，如果血块多也可以用理冲汤。

魏庆富按：也可用固本止崩汤，加蒲黄炭、三七粉、仙鹤草、阿胶、海螵蛸、茜草止血。

许斌按：也可用老年血崩汤合固冲汤，加仙鹤草、寿胎丸、补骨脂、地骨皮、生地黄、阿胶。

盆腔积液验方

高某，女，36岁。

症状：腹痛，盆腔积液，舌淡苔白。既往附件炎、盆腔炎病史。

处方：附子败酱散合当归芍药散加减。当归15g，白芍45g，川芎10g，茯苓30g，泽泻30g，白术30g，生薏苡仁45g，败酱草30g，制附子（先煎）10g，黄芩15g，苦参10g，白花蛇舌草30g，香附10g，生地黄30g，怀牛膝10g，乌药15g，干姜30g，枳壳15g。

更年期综合征验案三则

医案1 黄某，女，52岁。2022年2月25日初诊。

症状：眠差，易醒，肩部皮肤痒，饮食、二便基本正常。脉右弦滑，左浮濡，舌胖大苔腻。

处方：二仙汤合当归芍药散。淫羊藿30g，仙茅10g，巴戟天10g，当归12g，黄柏10g，知母10g，生龙骨、生牡蛎各30g，白芍50g，川芎10g，茯神30g，白术30g，泽泻30g，益母草30g，泽兰15g，枳壳10g，地肤子12g，首乌藤（包）30g，炒枣仁30g，陈皮10g。7剂。水煎服，日3次，每次180ml左右。

医案2 李某，女，54岁。2021年9月23日初诊。

症状：人瘦面黄，肝区胀痛，腋窝疼痛，眼胀，便细便溏，尿频，心悸，脉右浮软细左寸浮滑，舌淡红，苔白腻，齿痕。

处方：柴芍龙牡汤、二仙汤加减。白芍30g，柴胡6g，生龙骨30g，玉竹18g，生甘草10g，生牡蛎30g，麸炒白术30g，茯苓30g，当归12g，仙茅10g，薄荷3g，淫羊藿30g，黄柏6g，知母6g，巴戟天12g，郁金10g，香附10g，干姜30g。

医案3 曾某，女，56岁。2021年9月23日初诊。

症状：胆固醇高，胸闷，胃胀，眠差，脉右关尺洪滑寸不足，舌淡苔白水滑。既往3次手术史（具体不详）。

处方：二仙汤合丹栀逍遥散加减。仙茅10g，淫羊藿30g，巴戟天10g，知母25g，黄柏25g，当归15g，羊红膻30g，牡丹皮10g，栀子10g，茯苓30g，白芍30g，柴胡10g，薄荷3g，生甘草10g，生白术

30g，陈皮 30g，枳壳 30g，生姜 6 片，党参 15g，香附 10g，郁金 10g，砂仁 10g，木香 10g，怀牛膝 10g。

赵静按：右脉尺洪，用二仙汤、羊红膻补肾阳；丹栀逍遥散，加香附、郁金、陈皮疏肝解郁；胃胀，加木香、砂仁行滞导气。

乌梅丸治疗验案（胡德禹医案）

症状：患者长期崩漏，后诊断为卵巢囊肿。

处方：乌梅 15g，黄连 8g，当归 12g，桂枝 9g，党参 12g，升麻 5g，炙甘草 5g，麸炒白术 12g，赤芍 10g，海螵蛸 15g，牡丹皮 10g，细辛 3g，附子 8g，黄柏 6g，花椒 3g，生黄芪 15g，柴胡 8g，茯苓 15g，生白术 12g，炮姜 5g，仙鹤草 60g，桃仁 10g。

当归补血汤加减治疗崩漏

郭某，女，25 岁。2021 年 9 月 30 日初诊。

主诉：月经淋漓不尽 10 余天。

症状：月经淋漓不尽，有血块，色黑，痛经，脉浮大，舌淡苔薄。

处方：仙鹤草 30g，桑叶 30g，生龙骨 30g，桑白皮 15g，生牡蛎 30g，藕节 30g，牡丹皮 10g，菟丝子 30g，茜草 15g，生黄芪 30g，三七粉 10g，当归 15g，荆芥炭 10g，焦杜仲 30g。

按：在治疗崩漏时，无论什么证型，都要选含有大量雌激素的中药（丹参、杜仲、当归、阿胶）加入，这是临床经验；当归小量活血，大量止血；黄芩去胎热，含有雌激素、黄体酮；仙鹤草、荆芥炭、地榆炭、黄芩炭、血余炭、三七粉诸药，以助止血之功。

闭经验方

医案 1 闫某，女，32 岁。2022 年 9 月 2 日初诊。

主诉：闭经半年。

辅助检查：雌激素低，子宫内膜薄。

处方：二仙汤、二至丸、寿胎丸合用加减。淫羊藿 30g，仙茅 6g，巴戟天 12g，当归 15g，黄柏 6g，知母 6g，补骨脂 30g，女贞子 30g，墨旱莲 30g，菟丝子 30g，杜仲 30g，阿胶（烊化）10g。10 剂。水煎服，日 2 次。

按：闭经患者在脉诊的基础上，要做化验和 B 超，看性激素 6 项和子宫内膜的情况。这个患者从脉象考虑为血瘀证，用活血通瘀法不见效。结合检验结果调整用药。

吴章武按：排除早孕也是很有必要的，曾遇到患者坚定地说没怀孕，熬夜加班后当偶然的月经推迟治疗，后来发现怀孕了，追问中药会不会对胎儿有影响，解释也是苍白无力。所以月经该至未至，都要检测是否早孕。

陈晨按：不仅闭经，月经过多、月经过少、经期延长，甚至痛经都有必要检测是否早孕。曾遇到痛经患者，实则是宫外孕。

医案 2　梁某，女，47 岁。2021 年 10 月 5 日初诊。

症状：月经半年未至，想通过调理身体受孕，腰酸痛，生气则胸闷、胁痛，脉略滑，舌淡苔净齿痕。

处方：柴胡疏肝散合二仙汤加减。杜仲 30g，枳壳 10g，柴胡 10g，怀牛膝 10g，熟地黄 30g，菟丝子 30g，山萸肉 30g，砂仁 10g，白芍 30g，三七 10g，生甘草 10g，陈皮 10g，香附 12g，仙茅 10g，川芎 12g，黄柏 6g，当归 15g，淫羊藿 30g，阿胶 10g，知母 6g，巴戟天 10g，羊红膻 10g。

赵静按：柴胡疏肝散合二仙汤，重补轻泄；阴虚腰痛，用熟地黄、白芍、菟丝子、杜仲、怀牛膝；菟丝子补雌激素；羊红膻，补生长激素；阿胶、山萸肉收涩敛阴。

张博按：菟丝子、羊红膻、阿胶、益母草补充雌激素。二仙汤加雌激素专药延续更年期。后期要监测激素六项水平、排卵情况。如果已经没有成熟卵泡，生育可能性不大，同时要伴侣检查身体。

附：王幸福老师讲座答疑

问：王老师，现在很多女性提早闭经，有的40多岁就闭经了。这种情况要用什么方子，用二仙汤可以吗？

答：先要搞清病因，是不是长期服用避孕药引起的，这类原因造成的，没有治疗方法；其他原因引起的，如多囊、子宫肌瘤、盆腔积液、慢性盆腔炎，对症治疗即可；除外上述原因的闭经，可以考虑用二仙汤。临床中多用专方，补肾强精方，药物组成紫河车、黄芪、当归、阿胶、龟甲胶、鹿角胶、鹿茸、西洋参、穿山甲。

问：曾用补肾强精方治过30余岁不孕症的患者，后来怀孕。这是否可以用于治疗不孕症？

答：可以用于治疗不孕症、闭经、月经量少。

问：曾治过一例30余岁患者，其月经越来越少，然后闭经，服药3个月，就不想再吃了。

答：可以合并二仙汤，制成胶囊，二仙汤可以再加一些含有雌激素的药，如菟丝子。如果兼有热象，用黄芩；如果脾虚，用白术，加大剂量；补肾强精方里紫河车的剂量要加大，因其含有大量的雌激素、黄体酮。

问：还有很多人想让月经重来，能实现吗？

答：依据年龄，看停经多久，还要参考现代医学的性激素六项，中西医结合查找原因。

妊娠高血压

李某，女，38岁。2021年9月30日初诊。

症状：妊娠血压高，后背痛，感冒，脉右弦滑有力左寸关浮软，舌胖苔白水滑。

辅助检查：转氨酶、尿酸高。

处方：小柴胡汤合泽泻汤、茵陈五苓散。清半夏 10g，黄芩 15g，柴胡 30g，鸡骨草 30g，垂盆草 30g，生姜 6 片，大枣 3 个，怀牛膝 30g，生甘草 6g，蓝布正 30g，泽泻 60g，猪苓 30g，肉桂 10g，生白术 15g，益母草 60g，泽兰 30g，丹参 30g，威灵仙 15g，积雪草 30g，川萆薢 30g，茯苓皮 30g，苍术 15g，茵陈 60g，虎杖 30g，车前子（包煎）20g，白茅根 30g，六月雪 30g。

2021 年 11 月 16 日二诊处方：上方车前子、白茅根、六月雪、茵陈改为 30g，加土茯苓 60g，栀子 10g，南沙参 30g。

赵静按：患者初诊感冒、脉弦，用小柴胡汤，同时降转氨酶；胖大水滑舌，用五苓散从水治；虎杖、苍术、茵陈、垂盆草等，降转氨酶；积雪草、茯苓皮、川萆薢、六月雪、车前子、白茅根降尿酸；益母草、泽兰、威灵仙、丹参降血压。

二诊处方取小四五汤（小柴胡汤、四物汤、五苓散）之意，妊娠高血压，从肾病论治。其中，丹参一味顶四物。茵陈、栀子、白茅根、垂盆草、虎杖、鸡骨草、六月雪降转氨酶；土茯苓、川萆薢、威灵仙，降尿酸；泽兰、益母草、车前子、怀牛膝、蓝布正，利水为主，降血压。

阳和汤治疗乳腺结节

张某，女，48 岁。2022 年 11 月 20 日初诊。

症状：乳腺结节（3 级），两侧都有，左侧严重，甲状腺结节，多梦，便溏，左小腿静脉曲张，脉左沉滑右弦软，舌淡胖苔白齿痕水滑。

处方：生麻黄 6g，干姜 30g，积雪草 30g，蜂房 10g，熟地黄 40g，白芥子 10g，香附 10g，肉桂 10g，生甘草 10g，柴胡 10g，黄芩 10g，川楝子 10g，鹿角片 30g，茯神 30g，白术 30g，瓜蒌皮 15g，夏枯草 30g。10 剂。水煎服，日 2 次。

桂麻各半汤加蝉蜕治疗夜啼（周厚田医案）

患儿，2 岁，夜啼，面部红疹，眼睛痒，身上痒，舌略红中间略有白苔，经常打喷嚏流清鼻涕。处方予桂麻各半汤加蝉蜕。

按：小发其汗，解表透疹。蝉蜕宣肺，散风热，止痉透疹，并治疗小儿夜啼。

多囊卵巢综合征（常文医案）

症状：患者 3 年未孕，月经错后，体胖，舌淡，苔腻。辅助检查发现多囊卵巢综合征，子宫内膜薄。

病机：肾虚痰湿夹瘀血。

处方：鹿胎膏合桂枝茯苓丸加苍术、茯苓。

按：患者子宫内膜薄，一般属于中医学的肾精不足，用鹿胎膏或女宝胶囊。体胖、舌苔厚腻、舌质偏淡，属于阳虚痰湿，用苍附导痰汤合桂枝茯苓丸。舌质偏淡，伴有腰痛怕冷者，一般用血肉有情之品。

鹿胎膏，方中鹿胎粉、鹿茸相伍，直入下焦，峻补肾元，益气养血，温养冲任，共为君药。肉桂补肾壮阳，温经散寒，与鹿胎、鹿茸合用，增强温肾调经之力；当归、熟地黄、阿胶、龟甲、续断、地骨皮滋补肝肾阴血；红参、茯苓、白术补气健脾，强壮后天以奉养先天，共为臣药。益母草、丹参、赤芍、蒲黄、川芎、牛膝活血调经；香附、延胡索、木香、莱菔子、小茴香疏肝和中，调理冲任，共为佐药。甘草调和诸药，为使药。诸药合用，共奏益气养血、温肾调经之功。

鹿胎膏对于更年期妇女崩漏属肾虚者，效果也非常好。多用于治疗气血不足、虚弱消瘦、月经不调、行经腹痛、寒湿带下引起的妇女崩漏、多囊卵巢囊肿、月经不调、不孕不育等。

丹栀逍遥散合定经汤治疗月经不调

医案 1　刘某，女，37 岁。2021 年 10 月 19 日初诊。

症状：月经不调，备孕，脉沉滑，舌净。

处方：丹栀逍遥散合定经汤加减。牡丹皮 10g，栀子 10g，白芍 30g，柴胡 6g，茯苓 15g，生甘草 10g，生姜 6 片，菟丝子 30g，怀山药 30g，墨旱莲 30g，生白术 30g，杜仲 30g，生地黄 30g，香附 10g，青皮 10g，当归 45g，薄荷 6g，女贞子 30g，益母草 30g，川芎 10g，泽泻 45g，泽兰 30g。

医案 2 张某，女，45 岁。2021 年 10 月 12 日初诊。

症状：月经不调，月经前期，量多色鲜红，腹痛，腰痛，白带多，易饿，食后胃胀，晨起口干苦，眠浅，脉右浮软左寸关浮滑，舌淡红胖大苔薄齿痕。

处方：丹栀逍遥散合定经汤加崩漏专药。当归 15g，栀子 10g，牡丹皮 10g，茯苓 30g，柴胡 10g，白芍 15g，薄荷 6g，生甘草 10g，麸炒白术 30g，菟丝子 30g，地骨皮 30g，生地黄 30g，香附 10g，桑叶 15g，怀山药 30g，地榆炭 15g，天花粉 20g，郁金 10g。

2021 年 10 月 26 日二诊处方：牡丹皮 10g，栀子 10g，当归 15g，柴胡 10g，茯苓 30g，麸炒白术 30g，生甘草 10g，薄荷 6g，生地黄 30g，地骨皮 30g，菟丝子 30g，怀山药 30g，桑叶 15g，香附 10g，郁金 10g，天花粉 20g，艾叶 10g，鸡血藤 30g，赤芍 10g，仙鹤草 30g，生地榆 30g，乌梅 30g。

甲状腺肿痛专药治疗甲状腺结节（赵静医案）

冯某，女，51 岁。2022 年 10 月 13 日初诊。

症状：晨起颈前肿痛，伴咽干，口苦口干，心下痞满，下肢发沉，大便成形。脉沉涩，无数，尺脉弱，舌苔水滑舌淡苔白舌侧不规则，有舌缨线。

辅助检查：甲状腺结节 2 个，直径大于 1cm。

处方：血府逐瘀汤加减。桃仁 10g，红花 10g，当归 9g，赤芍 12g，生地黄 12g，川芎 20g，怀牛膝 12g，柴胡 10g，枳壳 10g，野菊花 24g，夏枯草 24g，海藻 24g，牡蛎 30g，白花蛇舌草 30g，淮山药 15g，露蜂房 12g，南沙参 12g，积雪草 25g。

服用 5 剂，已无明显颈前肿痛。复查甲状腺结节，直径小于 0.6cm。

巩和平按：可用会厌逐瘀汤疏肝理气，化痰散结。梅核气、甲状腺肿大结节，都在咽喉部，肝经病症，因肝气郁结、痰气交阻而引起，治疗时积雪草化瘀，还可用山慈菇、猫爪草、栀子等。

许斌按：桃仁、红花、甘草三味药，治慢性咽炎、梅核气的验方。

完带汤治疗白带多

严某，女，37岁。2021年11月2日初诊。

症状：白带多，清稀无味，经期口腔溃疡，血块多，脉浮软，舌胖大苔白。既往滴虫性阴道炎病史。

处方：干姜15g，生甘草30g，仙鹤草30g，马鞭草60g，败酱草30g，墓头回30g，白芍30g，怀山药15g，苍术10g，陈皮10g，柴胡6g，荆芥穗10g，茯神30g，麸炒白术15g，车前草20g，川楝子10g，积雪草30g，生百部10g。7剂。水煎服，日1剂。

陈晨按：主方完带汤治疗脾虚湿盛带下，甘草干姜汤运脾温阳。因口腔溃疡，改炙甘草为生甘草；马鞭草、败酱草、墓头回治白带专药；百部、川楝子杀虫止痒；月经血块多，用积雪草清热利湿化瘀。

四妙散、当归芍药散治疗外阴瘙痒（马愉骁医案）

王某，女，36岁。

症状：外阴瘙痒，面部痤疮，大便不成形，脉左右寸尺不及关沉细，舌两边肿胀舌苔略黄。

病机：湿热下注，瘀水互结。

处方：四妙散加当归芍药散加减。苍术15g，黄柏10g，怀牛膝12g，生薏苡仁30g，菟丝子30g，蛇床子15g，地肤子12g，柴胡15g，白芍15g，墓头回12g，当归12g，川芎12g，炒白术15g，茯苓12g，泽泻10g，红藤15g。嘱停用所有其他药物和外用药。

二诊：服用6剂，外阴瘙痒症状全部消失。

按：患者肝经湿热下注，考虑其大便不成形，不用龙胆泻肝汤，用四妙散，其中加入菟丝子30g，是因菟丝子能补充雌激素，缓解女性外阴和皮肤瘙痒；古语云"流水不腐"，故用当归芍药散活血利水。

谷精草合剂治疗面部抽动

王某，男，34岁。2022年7月29日初诊。

主诉：面部抽动1年余。

症状：面部抽动，右眼角甚，饮食、二便基本正常。舌淡苔薄白，脉不详。

处方：李发枝抽动症方。谷精草15g，木贼10g，青葙子10g，辛夷（包煎）10g，炒僵蚕10g，蝉蜕10g，白芍30g，葛根30g，淮小麦30g，炒地龙10g，钩藤（后下）10g，制龟甲15g，生甘草10g，大枣（切）10g。15剂。水煎服，日2次。

更年期关节炎（温卫安医案）

刘某，女，53岁。

主诉：全身游走性肌肉疼痛2年。

症状：全身游走性肌肉疼痛，当地医院治疗效不佳，来诊。舌淡白，舌缨线，脉缓。体温36.2℃，心率每分钟68次，血压127/77mmHg。

诊断：更年期关节炎，更年期综合征。

处方：巴戟天10g，仙茅10g，淫羊藿10g，知母10g，黄柏15g，当归30g，浮小麦15g，墨旱莲10g，女贞子15g，补骨脂15g，百合25g，鸡血藤10g，熟地黄30g，白术30g，麦芽20g，郁金10g，延胡索10g，全蝎3g，肉桂10g，海桐皮15g。6剂，水煎服，日1剂，日2次。配合服用血府逐瘀丸，空腹服用。

二诊：症状减轻50%。

处方：巴戟天10g，仙茅10g，淫羊藿10g，知母10g，黄柏15g，当归20g，浮小麦15g，墨旱莲10g，女贞子15g，补骨脂25g，百合35g，鸡血藤20g，熟地黄30g，白术60g，麦芽20g，郁金10g，延胡索10g，全蝎3g，肉桂10g，肉苁蓉20g，海桐皮15g。6剂，水煎服，日1剂，日2次。配合服用血府逐瘀丸，空腹服用。

另用药期间，结合正骨和肌肉放松手法治疗4次，反馈基本没有不适。

专方治疗梅核气

黄某，女，40岁。诊断为梅核气。

处方：血府逐瘀汤合半夏厚朴汤加减。桃仁10g，红花10g，当归12g，川芎10g，赤芍12g，生地黄10g，香附15g，枳壳15g，桔梗10g，玄参12g，甘草10g，柴胡18g，清半夏15g，厚朴12g，紫苏梗12g，茯苓30g。

加味逍遥丸治疗失眠、月经不调

崔某，女，29岁。2021年11月23日初诊。

主诉：失眠3年。

症状：失眠，难入睡，面部有斑，月经量少，便干，右脉弦滑有力左弦细，舌淡红苔薄白。

处方：加味逍遥丸。牡丹皮10g，栀子10g，当归15g，白芍15g，柴胡10g，首乌藤50g，丹参30g，茯神30g，生白术30g，生甘草10g，薄荷6g，生姜10片，金雀根30g。

藿香正气散治疗味觉、嗅觉减退

张某，女，52岁。2021年11月23日初诊。

症状：味觉、嗅觉减退，大便干，脉弦滑，舌淡苔薄。

处方：藿香正气散加减。生麻黄10g，制附子（先煎）6g，细辛6g，藿香15g，茯苓15g，大腹皮10g，紫苏叶10g，白芷10g，陈皮10g，桔梗3g，生白术10g，厚朴10g，生甘草10g，清半夏10g，玫瑰花（细）15g，辛夷（包煎）10g，沉香10g，檀香10g，生大黄（后下）15g。

按：以藿香正气散为主加减芳香开窍。

赵静按：藿香正气散醒鼻醒脾，麻黄附子细辛汤温经解表，辛夷、白芷通鼻窍，沉香、檀香、玫瑰花行气，生大黄通便。

专方治疗乳痈

苗某，女，34岁。2021年11月21日初诊。

症状：左乳房胀痛，诊断为乳痈。

处方：当归补血汤合五味消毒饮、排脓散加减。生黄芪60g，当归尾15g，蒲公英30g，连翘30g，金银花45g，野菊花30g，紫花地丁15g，桔梗10g，枳实15g，穿山甲（代）6g，王不留行10g，皂角刺10g，生甘草15g。3剂。水煎服，日1剂。

按：当归补血汤中黄芪托里生肌，修复损伤破坏的周围神经；当归补血，加速疮口修复。五味消毒饮去热解毒。穿山甲、王不留行、皂角刺通乳散结，桔梗排脓。

排脓散：枳实十六枚、芍药六分、桔梗二分。

治疗痛经验方

范某，女，34岁。2021年12月7日初诊。

症状：痛经，月经量少。

处方：丹栀逍遥散合当归芍药散、金铃子散加减。牡丹皮10g，栀子10g，当归12g，白芍15g，柴胡10g，茯苓30g，生白术30g，生甘草10g，薄荷3g，川楝子10g，延胡索20g，益母草30g，川芎10g，泽泻15g，生黄芪60g，干姜10g，陈皮10g，鸡血藤30g。

按：益母草，既有活血利水的作用，又含大量的雌激素，可以生血滋养子宫内膜。

赵静按：干姜温中散寒，鸡血藤治疗痛经血实者。

逍遥丸治疗更年期咽炎（李光莲医案）

患者，女，50岁。停经2年，咽痛。辨证为肝郁脾虚。处方予逍遥丸。服用2日，月经至，咽痛止。

茵陈五苓散治疗婴儿重度黄疸（周厚田医案）

症状：患儿，5个月。重度黄疸，曾用茵栀黄水浴，效不佳，来诊。

辅助检查：血胆红素大于2000μmol/L。

处方：茵陈五苓散加减。茵陈30g，桂枝15g，生白术15g，茯苓

15g，泽泻 25g，猪苓 15g，鸡矢藤 6g，鸡内金 6g，炒神曲 6g，炒麦芽 6g。日 1 剂，日 3 次。

服用 2 剂，黄疸消退一半。

按：肝脾同治，方中还可以加垂盆草。患儿病久，注意顾护阳气，不可过用寒凉药。后期可以用防己黄芪汤。

巩和平按：用四君子汤，加茵陈、栀子、黄柏也可。

小儿膏方

分享陈发凯的 2 个小儿膏方，治疗小儿体虚易感冒、消化不良、头发稀少，特别是秋冬季感冒有奇效。

金银花 100g，连翘 100g，板蓝根 60g，藿香 60g，炒白术 60g，茯苓 70g，荆芥 60g，防风 60g，白芷 50g，紫苏叶 30g，枣皮 60g，香橼皮 50g，白芍 50g，玄参 50g，麦冬 50g，贝母 60g，生地黄 60g，山药 70g，陈皮 50g，枸杞子 60g，西洋参 50g，黄芪 70g，炒神曲 100g，炒山楂 60g，炒麦芽 100g，炒鸡内金 100g，砂仁 50g，甘草 50g，五味子 50g，炒杜仲 60g，续断 60g，鸡血藤 30g，川芎 50g，桑椹子 60g。以蜜糖适量收膏，日 1～2 次，每次 5～10ml。

生地黄 60g，山药 100g，枣皮 60g，炒白术 60g，茯苓 70g，陈皮 60g，香橼皮 50g，白芍 50g，藿香 60g，荆芥 60g，防风 60g，白芷 50g，紫苏叶 30g，金银花 100g，连翘 100g，板蓝根 60g，五味子 60g，贝母 60g，玄参 60g，麦冬 50g，桑椹子 60g，枸杞子 60g，西洋参 50g，黄芪 70g，炒神曲 100g，炒山楂 60g，炒麦芽 100g，炒鸡内金 60g，砂仁 50g，炒杜仲 60g，续断 60g，川芎 50g，甘草 60g。以蜜糖适量收膏，日 1～2 次，每次 5～10ml。

膏方熬法有两种，一种是用蜂蜜来熬制，蜂蜜解毒泻火，还有增加抵抗力的作用。另一种是无糖的，本身较胖的患儿，不建议用蜂蜜，建议熬制无糖的。

按：儿童上呼吸道感染，首选五根汤加味。如果发热加麻黄，痰多加陈皮、贝母，哭闹加柴胡、黄芩，夜尿加益志仁、桑螵蛸。

王幸福治疗高血压的经验（陈发凯）

高血压，不需要终身服药，在高血压的治疗上，将其分成四大类，中医的辨证论治，结合现代医学思维。

(1) 老年高血压。主要为 60 岁以上老年人，伴脑动脉硬化、压差大等，中医考虑肾虚，治疗时以滋养为主。

(2) 原发性高血压。主要为 35 岁以上、60 岁以下，男性较女性多。

(3) 颈源性高血压。多见于常年开车的人，颈背松懈，颈椎、胸椎的小关节紊乱，或者第五、第六颈椎，或第一、第二胸椎压迫脊神经引起的高血压，血压偏高，但治疗有效率会达 90% 以上，一般用药 1~2 次即有效。治疗上，在推拿按摩手三里的基础上，用血府逐瘀汤加减，加生水蛭、土鳖虫等。生水蛭尽量少用，因其内含抗凝血酶，长期服用或大量服用有出血风险。

(4) 更年期高血压。女性比较多，这类高血压特点多因情绪激动而诱发，治疗以三星汤为主疏肝理气。

(5) 继发性高血压。如肾源性高血压、尿毒症等。对于尿毒症的治疗，一般通腑泄浊、利水，治疗以解毒汤为主，如黄连解毒汤、五味消毒饮，加生大黄、玉米须，使毒其从二便解，加芡实、五味子健脾。降血压的汤药，过量会增加肾脏负担，建议像饮茶一样，少量多次，日 7~8 次，每次 30~50ml。

怕冷验方

李某，女，60 岁。2022 年 7 月 28 日初诊。

症状：怕冷，下肢甚，夜间多梦，白天疲乏，昏沉，微汗，下肢水肿，脉弦滑，舌淡苔薄白。既往肾炎病史。

处方：玉屏风散合桂枝汤、当归补血汤、柴胡疏肝散加减。生黄芪40g，羌活 10g，桂枝 15g，白芍 15g，生姜 10 片，大枣 3 个，生甘草 6g，茯苓 30g，防风 10g，荆芥 10g，苍术 30g，生麻黄 6g，当归 10g，柴胡 10g，黄芩 10g，川楝子 10g。

张博按：玉屏风散合桂枝汤，加麻黄增强抵抗力，改善末梢循环和毛孔开合。当归补血汤补虚，柴胡、黄芩疏肝调气机，调节自主神经紊乱，柴胡、黄芩、麻黄还可以治疗肾炎。

经前头痛

杨某，女，45岁。2022年11月3日初诊。

主诉：经前头痛3年余。

症状：头晕，右侧头痛，以跳痛为主，自觉憋胀感，经前甚，饮食、二便尚可。舌淡苔薄白，脉不详。

处方：丹栀逍遥散加葛根。白蒺藜30g，明天麻30g，牡丹皮12g，栀子10g，柴胡24g，当归30g，赤芍、白芍各30g，川芎30g，茯神30g，生白术30g，生甘草10g，薄荷6g，丹参30g，葛根30g。7剂。水煎服，日2~3次。

张博按：久病成郁，经期前加重，丹栀逍遥散调经疏肝。葛根为颈椎病专药，天麻、丹参活血化瘀。其中常用的三味药治疗头晕头痛重点是不一样的，天麻是以治头晕最好，白蒺藜以治头痛见长，钩藤以治头火降压最好。

更年期尿频治验

唐某，女，49岁。

症状：尿频，尿少，排尿无力，淋漓不尽，日10余次，困顿乏力，当地医院中西医各种治疗无效，来诊。舌淡苔白有齿痕。网诊。

辅助检查：尿潜血（＋）。

病机：肾阳气虚。

处方：麻黄附子细辛汤合二仙汤、补中益气汤。生麻黄12g，细辛3g，制附子（先煎）10g，淫羊藿30g，仙茅10g，巴戟天15g，当归10g，黄柏10g，知母10g，肉桂15g，沙苑子30g，益智仁30g，干姜30g，炙甘草30g，生黄芪60g，党参30g，炒白术15g。7剂。水煎服，日3次。

二诊处方：生麻黄 15g，细辛 3g，制附子（先煎）10g，淫羊藿 50g，仙茅 10g，巴戟天 15g，当归 10g，黄柏 10g，知母 10g，肉桂 15g，沙苑子（包）60g，益智仁 30g，韭菜子（包）30g，芡实 30g，金樱子 30g，干姜 30g，炙甘草 30g，生黄芪 60g，党参 30g，炒白术 30g。7 剂。水煎服，日 3 次。

服用 14 剂，诸症好转。

按：患者已到更年期，肾气不足，用二仙汤加肉桂，为滋肾丸，治尿频。少阴病证，用麻黄附子细辛汤，麻黄缩尿。

张虎按：中气不足，溲便为之变。补中益气汤合蒲灰散，加仙鹤草。此女子舌边齿痕，脾虚日久，当有月经淋漓之症；舌后寒之象，应属肾阳不足，不能气化，所以导致尿频；舌尖红，长期疾病困扰，影响情致，导致郁热。《黄帝内经》云："中气不足，溲便为之变，肠为之苦鸣。"久病需以土制水法，以补中益气汤，合蒲灰散，稍佐干姜、附子、桂枝，兼合五苓散、真武汤之意。临床用此方治疗妇女顽固性尿路感染，劳累加重，效果好。同理小孩遗尿，若劳累后遗尿加重，用温泉饮、缩泉饮的同时，加补中益气汤，效果好。

吴依芬按：五苓散、黄芪赤风汤、四妙散，加杜仲、续断、菟丝子补肾阳，麻黄散寒通利小便。围绝经期，可以用二仙汤。

张博按：患者女性，49 岁，先考虑更年期综合征，以二仙汤为主。麻黄附子细辛汤，主少阴寒证，麻黄还有缩尿作用。患者以虚证为主，减黄柏、知母量，加大淫羊藿量，重用肉桂。

肿瘤术后头晕（余峰医案）

症状：患者，女，50 余岁。甲状腺肿瘤切除术后体弱，反复发作头晕，面部浮肿，血压高。

处方：参苓白术散合五苓散加减。红参 10g，炒白术 15g，茯苓（捣碎）30g，炙甘草 10g，山药 30g，砂仁 5g，桔梗 10g，炒薏苡仁 30g，芡实（捣碎）30g，莲子肉（捣碎）30g，橘络 5g，猪苓 5g，炒车前子（包煎）10g，怀牛膝 10g，川牛膝 10g，桑寄生 20g，杜仲 15g，桂枝 15g，丹参

5g，红花 5g，酒大黄（后下）5g，白豆蔻 10g，焦山楂 5g，炒麦芽 30g，干姜 5g。7 剂。

服用 2 剂，头晕、面部浮肿明显好转。

二仙汤治疗妇科杂病

邓某，女，37 岁。2022 年 2 月 20 日初诊。

症状：咽喉异物感，吐白黏痰，视物模糊，全身不适，面部潮热，小便灼热，咽痛，舌胖大苔白。（脉不详网诊）

处方：二仙汤加减。淫羊藿 15g，仙茅 6g，巴戟天 9g，黄柏 10g，知母 10g，当归 9g，水牛角 30g，蝉蜕 10g，片姜黄 10g，炒僵蚕 10g，黄芩 10g，浙贝母 30g，连翘 30g，山豆根 10g，生薏苡仁 30g，清半夏 12g，茯苓 15g，厚朴 15g，紫苏梗 10g，夏枯草 30g，桑白皮 15g，地骨皮 15g，密蒙花 15g，羌活 10g，生甘草 10g。7 剂。水煎服，日 3 次。

2022 年 2 月 27 日二诊：诸症好转，下肢凉，偶有夜间腰痛。

处方：淫羊藿 15g，仙茅 6g，巴戟天 9g，黄柏 10g，知母 10g，当归 9g，水牛角 30g，蝉蜕 10g，片姜黄 10g，炒僵蚕 10g，黄芩 10g，浙贝母 30g，连翘 30g，山豆根 10g，生薏苡仁 30g，清半夏 12g，茯苓 15g，厚朴 15g，紫苏梗 10g，夏枯草 30g，桑白皮 15g，地骨皮 15g，密蒙花 15g，羌活 10g，生甘草 10g，柴胡 10g，枳壳 10g，白芍 10g，鱼腥草 30g。7 剂。水煎服，日 3 次。

按：下肢凉考虑气机不畅，而非虚寒。泌尿系统疾病治疗按照肾、尿道、膀胱三部分用药，尿道问题，用导赤散；膀胱问题，用五苓散、猪苓汤；肾的问题，用真武汤、鸡鸣散。

陈晨按：气机不畅多引起四肢末端发凉。

吴依芬按：小便频数的老人，加四妙散。

张博按：下焦湿热，有尿路感染者，用四妙散加白头翁。

二仙汤、甘草泻心汤治疗口腔溃疡

丁某，女，51 岁。2022 年 2 月 26 日初诊。

症状：口腔溃疡反复发作，目热，心烦，烘热，乏力，纳呆，大便不爽。

处方：二仙汤合甘草泻心汤。淫羊藿 10g，仙茅 6g，巴戟天 10g，当归 15g，黄柏 15g，知母 15g，生龙骨、生牡蛎各 30g，清半夏 20g，生甘草 30g，黄芩 12g，黄连 3g，干姜 10g，南沙参 45g，菊花 30g，密蒙花 30g，砂仁 15g，厚朴 10g，木香 6g，水牛角 20g，薄荷 10g，五倍子 3g。10 剂。水煎服，日 2 次。

巩和平按：二仙汤，补阳少，补阴多，偏热；甘草泻心汤，治疗复发性口腔溃疡经方；目干，用沙参滋阴，菊花、密蒙花清眼热；水牛角为头面烘热要药；五倍子收涩敛疮，治溃疡，治尿蛋白，为泄泻之要药；龙骨、牡蛎治疗心烦；薄荷轻疏上焦之热。

丹栀逍遥散、二至丸治疗月经不调

陶某，女，33 岁。2022 年 3 月 7 日初诊。

症状：月经不调，月经前期，经量少，脉浮濡，舌淡红苔白。

处方：丹栀逍遥散合二至丸。牡丹皮 10g，栀子 10g，柴胡 10g，当归 15g，赤芍 15g，茯神 15g，泽泻 12g，白术 15g，益母草 30g，女贞子 15g，墨旱莲 15g，鸡血藤 30g，乌贼骨 30g，香附 12g，茜草 15g，薄荷 3g，生姜 6 片。10 剂。水煎服，日 2 次。

三合汤治疗盆腔积液

崔某，女，30 岁。2022 年 3 月 8 日初诊。

症状：盆腔积液，纳呆，脉浮大，苔净。

处方：三合汤。当归 12g，赤芍 15g，川芎 10g，茯神 30g，泽泻 40g，苍术 15g，防己 10g，生黄芪 40g，木瓜 15g，紫苏梗 12g，槟榔 10g，车前子（包煎）30g，怀牛膝 10g，鱼腥草 30g，生甘草 10g，砂仁 10g，乌药 10g。

2022 年 3 月 22 日二诊处方：上方加白芥子 10g，葶苈子 30g，生薏苡仁 30g。

按：运用三合汤，最基本的标准是下肢水肿。如果兼有其他病，如冠心病、肝腹水、肾炎，再合其他方与专药。

陈晨按：盆腔积液属于下肢水肿广义的范畴，输卵管远端积液也可尝试用三合汤治疗。既往治疗盆腔炎，多用清热利湿类药物，加全蝎、蜈蚣。

月经量少治验

袁某，女，42 岁。

症状：月经量少，色黑有少量血块，脉左关略滑，右关弦细，舌淡，舌尖略红，苔薄白。

处方：补中益气汤合活络效灵丹、二至丸。生黄芪 40g，当归 15g，党参 30g，甘草 15g，陈皮 10g，升麻 6g，柴胡 6g，白术 30g，葛根 45g，泽泻 20g，知母 6g，杜仲 30g，川断 30g，丹参 30g，制乳香、制没药各 6g，女贞子 15g，墨旱莲 15g，鹿角霜 30g。15 剂。水煎服，日 2 次。

多年疲乏无力治验

潘某，女，42 岁。2022 年 7 月 18 日初诊。

症状：乏力 10 余年，平素疲乏无力，胸闷，奔豚气，面色黑，腹胀，下肢沉重麻木、酸胀，月经有血块，饮食、二便已正常，舌淡中后部苔厚腻，脉沉滑弱。既往脂肪肝病史。

处方：参苓白术散合五苓散、附子理中丸加减。藿香 10g，佩兰叶 10g，石菖蒲 15g，木香 10g，柴葛根 30g，丹参 30g，厚朴 10g，白晒参 10g，茯神 30g，生白术 30g，生甘草 10g，陈皮 30g，清半夏 15g，炒莱菔子 15g，炒牵牛子 15g，泽泻 30g，猪苓 15g，肉桂 10g，干姜 10g，苍术 15g，生姜 6 片，制附子（先煎）6g。10 剂。水煎服，日 1 剂。

诸症好转。

外台茯苓饮治疗 HPV 感染

张某，女，38 岁。2022 年 7 月 31 日初诊。

症状：HPV 检查阳性，多梦，胃胀，胃酸，白带多，尿道灼热，饮水后腹胀，有振水音。舌尖红，苔白腻，脉不详（网诊）。

处方：外台茯苓饮加减。柴胡 10g，黄芩 10g，川楝子 10g，党参 30g，茯神 30g，生白术 60g，陈皮 15g，枳实 30g，厚朴 30g，白头翁 30g，马鞭草 30g，墓头回 30g，败酱草 30g，怀牛膝 30g，丹参 30g，车前草 30g，生甘草 10g。10 剂。水煎服，日 3 次。

二诊：白带已经少多了，尿道也不灼热了。

处方：柴胡 10g，黄芩 10g，川楝子 10g，党参 30g，茯神 30g，生白术 60g，陈皮 15g，枳实 30g，厚朴 30g，砂仁 30g，丁香 6g，白头翁 30g，马鞭草 30g，墓头回 30g，败酱草 30g，怀牛膝 30g，丹参 30g，车前草 30g，生甘草 30g，淡竹叶 12g，白花蛇舌草 30g。10 剂。水煎服，日 3 次。

按：患者诉喝水胀肚，有振水音，用茯苓饮健脾利水。

徐建伟按：茯苓易茯神，治疗胃胀、多梦；白头翁、马鞭草、墓头回、败酱草、牛膝治疗尿道灼热、白带增多；黄芩、川楝子、柴胡疏肝解郁、清热泻火。

魏庆富按：外台茯苓饮加厚朴健脾行气利水；白头翁、马鞭草、墓头回、败酱草、车前草清热利湿，针对白带多，小便灼热，且是治疗 HPV 专药；牛膝、丹参、马鞭草化瘀清热，与上药协同增效；柴胡、黄芩、川楝子解郁除烦，安神。此为赵绍琴老师治疗经验。

张博按：茯神代茯苓，一是因为茯苓假的多，二是健脾安神，一药两用。胃胀、苔白腻，外台茯苓饮专治中焦水气互结腹胀，一方当一药用。

子宫内膜息肉效方（胡德禹医案）

症状：患者子宫内膜息肉，2cm 大小。

处方：桂枝茯苓丸加减。黄芪 15g，丹参 15g，赤芍 15g，白花蛇舌草 30g，半枝莲 30g，水蛭 3g，土鳖虫 10g，鳖甲 10g，石见穿 15g，皂角刺 15g，桂枝 3g，茯苓 15g，牡丹皮 10g，三七粉 1 包，鸡内金 15g，桃仁 6g。

二诊：服药 1 个月余，复查 B 超示子宫内膜息肉完全消失。

按：桂枝茯苓丸加石见穿，加强桂枝茯苓丸软坚散结之力；白花蛇舌草、半枝莲为抗癌散结特效药对。肿瘤有伏邪，用血肉有情之品，水蛭、土鳖虫。桂枝，只用了 3g，防助热，促进肿瘤增长。

高志伟按：之前治疗右肺多发结节，大的直径有 3mm，同时伴有肝囊肿，服药 2 个月，右肺多发结节消失，但肝囊肿没有变化，针对肝囊肿，是否也可以参考这个方子？

王幸福按：针对肝囊肿，可加猫爪草。

更年期膝关节疼痛（张博医案）

患者，女，50 岁。双侧膝关节痛，左侧甚，遇风疼痛加重，左肩胛骨疼痛，晨起口苦口臭，双目干涩，面色黄，前胸后背汗出多，腰部以下发凉，全身乏力，眠差，每至夜间 2—3 时醒来，难复眠。

处方：二仙汤合肾着汤、当归补血汤加减。仙茅 10g，淫羊藿 30g，当归 30g，巴戟天 15g，黄柏 10g，知母 10g，生黄芪 60g，炮姜 10g，茯神 15g，麸炒白术 50g，桑叶 30g，制吴茱萸 10g，石斛 30g，麸炒枳实 15g，柴胡 15g，生地黄 30g，陈皮 15g，川芎 12g。

服用 5 剂药后，患者双侧膝关节疼痛明显缓解。

按：重用当归治疗更年期疼痛效果好，可以润滑肌筋膜，还可以补充雌激素。

李静按：羌活治身痛。

张博按：风药可以改善微循环。治病要先抓住主症，患者诸症繁多，月经停，先考虑更年期自主神经紊乱，如果舌下静脉粗，合血府逐瘀汤。

二仙汤合方验案

医案 1 陈某，女，51 岁。

症状：头晕，乏力，入眠困难，纳差，吃素。脉浮濡，舌淡苔薄白。

处方：二仙汤合当归补血汤、六味地黄丸加减。天麻 30g，生黄芪 40g，当归 15g，红参片 15g，茯神 15g，白术 15g，生甘草 15g，陈皮

10g，炒枣仁 30g，柏子仁 10g，木香 6g，淫羊藿 30g，仙茅 6g，巴戟天 12g，熟地黄 30g，怀山药 15g，山萸肉 30g，北五味子 15g，黄精 15g，生姜 10g，大枣 10g。15 剂。水煎服，日 2 次。

黄炜按：纯补无泻，归脾汤合二仙汤、六味地黄丸、当归补血汤，加专药天麻。

医案 2　闫某，女，60 岁。

主诉：阴道热烫 2 年余。

症状：阴道热烫，既往按泌尿系感染治疗，服药后大便次数多，臀部和脚发凉，失眠，心慌，纳差，曾服用抗抑郁药物，舌淡苔厚腻。脉不详。

处方：二仙汤合黄芩三物汤、四妙散方证加减。淫羊藿 30g，仙茅 6g，巴戟天 10g，当归 10g，黄柏 12g，知母 10g，黄芩 15g，生地黄 30g，白头翁 30g，怀牛膝 10g，车前草 30g，荔枝草 15g，苍术 30g，生薏苡仁 30g，炮姜炭 20g，首乌藤 30g，炒栀子 6g，制附子（先煎）3g。7 剂。水煎服，日 3 次，每次 160ml 左右。

巩和平按：二仙汤补充雌激素，白头翁、怀牛膝专治泌尿系小便热痛。

陈晨按：三物黄芩汤调节自主神经，可用于手足发烫、多汗，可作为专方。同理阴部发烫也能用。

吴章武按：用二仙汤合黄芩三物汤为主方，加炮姜炭、淡附子是防止腹泻。

面部痤疮验案

夏某，女，14 岁。2022 年 7 月 31 日初诊。

症状：面部痤疮，发育慢（身高 152cm），纳差，易困乏，脊椎侧弯，脉浮滑，舌淡苔薄。

处方：丹栀逍遥散合知柏地黄丸加减。黄柏 10g，知母 10g，生地黄 15g，茯苓 30g，怀山药 30g，泽泻 15g，牡丹皮 10g，山萸肉 30g，制龟甲 15g，栀子 6g，当归 15g，白芍 15g，柴胡 6g，生白术 15g，薄荷 3g，生姜 6 片，砂仁 15g，老鹿角 10g，炒山楂 30g，炒神曲 15g，炒麦芽 15g，木香 6g，羊红膻 30g，接骨木 15g。水红花子 10g，三七块（打碎，不要打成面）10g。15 剂，水煎服，日 2～3 次。

补中益气汤、五苓散加二仙治疗便秘

魏某，女，45 岁。2021 年 9 月 14 日初诊。

症状：便秘，晨起困乏，晚睡，眼睛感觉湿漉漉的，沉软无力寸浮滑，舌淡苔白裂纹。

处方：补中益气汤合五苓散加二仙。升麻 10g，生甘草 30g，生白术 30g，淫羊藿 30g，羊红膻 30g，党参 15g，柴胡 6g，陈皮 15g，当归 12g，生黄芪 45g，泽泻 30g，猪苓 20g，肉桂 10g，茯苓 30g，生姜 10 片，大枣 3 个。

桂枝龙骨牡蛎汤加减治疗阳虚出汗

张某，女，41 岁。2021 年 9 月 16 日初诊。

症状：后背出汗，汗出怕风，胸腹发凉，小腹胀，汗多，舌淡苔薄白。

处方：桂枝龙骨牡蛎汤加减。桂枝 30g，生牡蛎 15g，生黄芪 30g，制附子（先煎）6g，大枣 6 个，生姜 10 片，生龙骨 15g，山萸肉 30g，香橼 15g，乌药 15g，佛手 15g，大腹皮 15g，白芍 15g。

二诊：小便坠胀，小便不利，尿不净，略灼热，眼皮肿，胸腹发凉，小腹胀，汗多，腰酸胀，舌淡红苔薄白，脉浮软。

处方：生甘草 10g，柴胡 10g，枳壳 10g，泽泻 30g，茯苓 30g，猪苓 20g，杜仲 30g，滑石粉 30g，褚实子 30g，车前草 30g，川续断 30g，白芍 30g，乌药 15g，肉桂 10g。

合方治疗垂体囊肿，多囊

赵某，女，32 岁。2021 年 10 月 19 日初诊。

症状：月经不调，经期 10 天左右，头闷头痛，眠差梦多，疲乏，脱发，舌淡苔薄齿痕，右弦细左弦细。

诊断：垂体囊肿，右侧多囊卵巢综合征。

处方：当归芍药散、五苓散、定经汤合用加减。熟地黄 30g，当归 30g，川芎 10g，白芍 15g，党参 30g，茯神 30g，生白术 15g，生黄芪 60g，泽泻 30g，川续断 30g，菟丝子 30g，怀山药 30g，柴胡 6g，生甘草 10g，焦杜仲 30g，仙鹤草 30g，肉桂 10g。

2021 年 10 月 26 日二诊：头闷头痛改善，眠差梦多，疲乏，脱发，舌淡苔薄齿痕，脉右弦细大弦软。

处方：熟地黄 30g，当归 30g，川芎 30g，白芍 15g，党参 30g，茯神 30g，生白术 15g，生黄芪 60g，泽泻 30g，川续断 30g，菟丝子 30g，怀山药 30g，柴胡 6g，生甘草 10g，焦杜仲 30g，仙鹤草 30g，肉桂 10g，益母草 30g，泽兰 15g，清半夏 15g，生姜 10 片，葶苈子 10g，砂仁 30g，刀豆 10g。

2021 年 11 月 4 日三诊处方：熟地黄 30g，当归 30g，川芎 30g，白芍 15g，党参 30g，茯神 30g，生白术 15g，生黄芪 60g，泽泻 30g，川续断 30g，菟丝子 30g，怀山药 30g，柴胡 15g，生甘草 10g，焦杜仲 30g，仙鹤草 30g，肉桂 10g，益母草 30g，泽兰 15g，清半夏 15g，生姜 10 片，葶苈子 10g，砂仁 30g，刀豆 10g，升麻 10g，苍术 30g，荷叶 10g。

张博按：患者体虚，眠差，重用黄芪，茯神替茯苓，加仙鹤草。

陈晨按：疲乏、脱发、舌淡苔薄、脉细软，考虑气血双亏，以十全大补汤为主方，益气养血；因眠差梦多，茯苓改茯神；脉弦，用柴胡疏肝；多囊卵巢、月经不调，菟丝子、续断有类激素作用；经期延长用仙鹤草、益母草、泽兰补气止血，和化瘀药相配，止血不留瘀；头闷头痛、多囊，多痰饮水湿，用金匮泽泻汤祛痰饮止晕眩，清半夏、生姜、葶苈子、砂仁、刀豆加强温中散寒化饮之力，清震汤升清降浊止头痛。

许斌按：十全大补汤气血双补调月经，寿胎丸补肝肾调内分泌，清震汤钊刈垂体囊肿。柴胡疏肝；泽兰、益母草、仙鹤草调经；刀豆、砂仁、半夏健脾理气除湿，还可防补气药引起腹胀。

月经不调、腰痛治验

梁某，女，38 岁。2021 年 11 月 4 日初诊。月经不调，量少，腰痛、足跟痛，急躁易怒，肩周炎，脱发，夜间足凉，脉右濡软尺不足，左寸不足，舌淡苔薄。

处方：肾着汤合丹栀逍遥散、活络效灵丹加减。淫羊藿30g，杜仲30g，川续断30g，骨碎补30g，干姜30g，生甘草30g，生白术30g，茯苓30g，生黄芪60g，牡丹皮10g，栀子10g，当归15g，白芍15g，柴胡10g，薄荷3g，生姜6片，大枣6个，丹参30g，炙乳香6g，炙没药6g，麸炒白术30g。

按： 完全用生白术，害怕便次会增多，所以用一半生的一半炒的。治脚跟骨痛和筋膜痛可加专方角药，伸筋草、威灵仙、透骨草各15～30g，效果很好。

赵静按： 患者月经量少，以闭经和调经思路治之。当归补血汤补气生血。

定经汤针对偏肝郁为主的月经不调，烦躁易怒，加牡丹皮、栀子；杜仲、川续断、淫羊藿、骨碎补含雌激素类药物，促月经生成；甘草、干姜、苓桂术甘汤（去桂枝）、生姜、大枣温经散寒，针对脾胃虚寒的闭经、量少；活络效灵丹，针对足跟痛。

陈晨按： 活络效灵丹活血祛瘀、通络止痛，治疗肩周炎、足跟疼痛；甘姜苓术汤温阳，治腰中寒湿；丹栀逍遥散疏肝解郁调经，治急躁易怒、月经不调；淫羊藿补肾精，治疗脱发、足凉、足跟痛；右脉濡软，用黄芪补气；杜仲、续断强腰膝，为治腰痛专药。

魏庆富按： 肾着汤加淫羊藿、杜仲、川断、骨碎补针对腰痛；活络效灵丹治腰痛，脚后跟痛；丹栀逍遥散疏肝解郁；黄芪补气。

皮肤科疾病

血府逐瘀汤合荆芥连翘汤治疗牛皮癣（巩和平医案）

戎某，女，42岁，山西五台人。2022年5月3日初诊。

症状：24年前感冒后出现牛皮癣，多年来到处医治，效果不理想。刻诊见四肢躯干部及后背腰部有红色皮损，部分连成一片，伴脱屑、瘙痒，舌红苔黄，舌尖有瘀点，二便正常，脉偏滑。

处方：血府逐瘀汤合荆芥连翘汤，加土槿皮、蜂房、土茯苓、白鲜皮、苦参。6剂。日1剂，早晚分服。

2022年5月10日二诊：明显好转。

寻常型牛皮癣（巩和平医案）

患者，女，42岁。

主诉：寻常型牛皮癣20年。

处方：当归12g，生地黄12g，赤芍12g，熟地黄12g，白芍12g，桃仁10g，红花6g，枳壳10g，甘草10g，柴胡18g，川芎9g，桔梗10g，川牛膝10g，乌梅10g，土茯苓30g，槐花30g，白鲜皮12g，土槿皮6g，地骨皮12g，蜂房12g，积雪草15g。

治疗特应性皮炎

杨某，男，22岁。

症状：特应性皮炎、湿疹多年。曾用中西医治疗，效不佳。症见全身皮炎，下肢及手肘较重，瘙痒，影响生活、社交与睡眠，舌淡红苔薄。脉不详。

处方：甘草泻心汤合皮肤解毒汤加减。土茯苓60g，莪术10g，川芎10g，生甘草30g，黄连10g，金银花20g，苦参15g，白鲜皮30g，秦皮

15g，徐长卿 30g，生地黄 30g，清半夏 12g，干姜 10g，党参 30g，大枣 10g，地肤子（包煎）20g。10 剂。水煎服，日 2～3 次。

按： 患者免疫力差，治疗湿疹时，用甘草泻心汤合皮肤解毒汤。

皮肤解毒汤治疗湿疹

陈某，男，57 岁。2022 年 11 月 19 日初诊。

症状：股癣，阴囊湿痒，脚气，尿沫多，味道重，舌淡红苔薄。脉不详。

处方：当归 15g，川芎 10g，生地黄 30g，砂仁 15g，黄芩 12g，黄连 10g，栀子 10g，生甘草 30g，白鲜皮 30g，秦皮 10g，徐长卿 30g，黄柏 10g，苍术 10g，生薏苡仁 30g，车前子（包煎）20g，生黄芪 40g，赤芍 15g，防风 10g，土茯苓 60g，苦参 15g，地肤子 30g，怀牛膝 15g，阿胶（烊化）10g。10 剂。水煎服，日 2 次。

服药后，湿痒改善，小便短、赤，舌淡嫩，苔白腻，脉不详。

过敏煎治疗慢性荨麻疹

曹某，女，36 岁。2022 年 6 月 20 日初诊。

症状：诉荨麻疹 2 个月，伴瘙痒，已服用某诊所中药 1 个月，未见明显减轻。

处方：皮炎解毒汤。土茯苓 30g，川芎 10g，莪术 12g，紫草 20g，丹参 20g，生甘草 20g，路路通 30g，徐长卿 30g，地肤子 30g，蝉蜕 15g。5 剂。水煎服，日 1 剂。

2022 年 6 月 26 日二诊：服上方未见明显缓解。

处方：过敏煎合银翘散。荆芥 12g，防风 12g，银柴胡 10g，乌梅 15g，地骨皮 30g，地肤子 30g，蛇床子 20g，蝉蜕 18g，丹参 20g，牛蒡子 20g，徐长卿 30g，路路通 30g，生甘草 10g，连翘 15g，金银花 10g，薄荷 8g。5 剂。水煎服，日 1 剂。

三诊：患者诉服第二个方子比第一个方子强，荨麻疹好转，但仍不定时起荨麻疹，伴瘙痒。患者自诉吃肉类、辛辣食物易起荨麻疹，遇冷遇热也都起，已忌口 1 个多月，仍起，约一个半小时自行消失。

巩和平按： 四逆散合过敏煎、黄芪赤风汤，加路路通、地肤子、牡蛎、徐长卿。

顽固性湿疹（周厚田医案）

赵某，女，38 岁。

症状：诉顽固性湿疹 2 年，双侧腋下、大腿内侧湿疹，带下量多，大便黏滞，胃胀满，痰多，畏寒怕冷。脉缓无力，舌质胖大色暗，舌下静脉曲张，苔白腻。

处方：桂枝 25g，荆芥 15g，防风 15g，生姜 15g，炙甘草 10g，徐长卿 25g，老鹳草 30g，制附子（先煎）15g，干姜 15g，茯苓 15g，生白术 40g，川芎 15g，红花 6g，路路通 25g，蛇床子 10g。

服药 7 剂，诸症基本消失，复诊原方加川椒 6g，巩固治疗。

消风散、黄芪赤风汤治疗脓疮（余峰医案）

付某，女，35 岁，江西人。2022 年 8 月 27 日初诊。

症状：脸部脓疮，红、肿、痒，挠破流汁液，心情烦躁。舌质淡红略白，舌淡白水滑，底蕴略黄，脉不详（远程诊疗）。

处方：消风散合黄芪赤风汤加减。当归 10g，熟地黄 30g，黑芝麻 30g，丹参 15g，知母 10g，生石膏（包煎）30g，生甘草 10g，防风 10g，蝉蜕 5g，炒牛蒡子 30g，荆芥（后下）10g，薄荷（后下）10g，紫苏叶（后下）10g，炒苍术 15g，酒黄芩 10g，滑石（包煎）30g，板蓝根 10g，酒大黄（后下）10g，炒谷芽 30g，炒麦芽 30g，焦山楂 10g，黄芪 30g，赤芍 10g，牡丹皮 10g，茯苓（捣碎）60g。7 剂。北京同仁堂取药，代煎（21 小袋）。

慢性荨麻疹

症状：患慢性荨麻疹 1 年余，于 2022 年 6 月 4 日初诊。症见慢性荨麻疹，舌红苔薄白。

处方：生龙骨、生牡蛎各 25g，苦参 10g，荆芥 15g，防风 15g，金银花 25g，黄芩 25g，生地黄 20g，麦冬 20g，丹参 30g，蝉蜕 15g，路路通 30g，徐长卿 15g，土茯苓 40g。15 剂。水煎服，日 2 次。

汕尾名医方治疗刮痧后出现荨麻疹

王某，女，30 岁。2022 年 6 月 12 日初诊。

主诉：荨麻疹 1 个月余。

症状：刮痧后引起皮炎，皮肤发痒、发热，夜重昼轻，既往吃苦药后胃痛，咸药后呕吐，曾用加味龙胆泻肝汤治疗，效可。未根治。左关脉独大快数、紧，舌尖有点红苔薄黄。

处方：荆芥 10g，防风 10g，苦参 10g，生地黄 15g，黄芩 10g，秦皮 10g，牡丹皮 10g，白鲜皮 15g，地骨皮 15g，丹参 15g，蝉蜕 10g，生龙骨、生牡蛎各 15g，高良姜 10g，香附 12g，路路通 15g，徐长卿 15g，生甘草 6g，姜半夏 15g，生姜 15g。7 剂。水煎服，日 2 次。

巩和平按：可能与刮痧油过敏有关。受风后，也会出现荨麻疹，皮肤划痕症。

治疗选用泻心汤。《李卓杰养怡医话》中泻心汤组成：荆芥 15g，防风 15g，苦参 10g，生地黄 15g，黄芩 10g，麦冬 15g，金银花 25g，生龙骨、生牡蛎各 25g，生甘草 6g。

附：荨麻疹方（摘自《李卓杰养怡医话》）

《中国中医药报》报道的验方：生龙骨、生牡蛎（打）各 25g，苦参 15g，荆芥 15g，防风 15g，金银花 25g，黄芩 25g，生地黄 20g，麦冬 20g。

此方以疏风、清热解毒、养阴镇潜为立意，不失为治疗荨麻疹的一则良方。

此治荨麻疹的验方排在首位的二味药：龙骨、牡蛎，为国内一些名中医治疗过敏性疾病的经验对药。结合现代药理，生龙骨、生牡蛎有拮抗乙酰胆碱样作用，也可能有拮抗组胺等血管活性物质的作用，从而使变态反应得以控制。

小儿急性荨麻疹（余峰医案）

李某，女，9岁。

症状：全身突发红疹。

处方：金银花15g，蝉蜕5g，地肤子10g，防风5g，炒栀子5g，黄芩5g，生甘草3g，生大黄（后下）3g，生地黄15g，牡丹皮10g，桑叶10g，陈皮6g，茯苓5g，乌梅6g，苍术6g，柴胡5g，浮萍5g，炒牛蒡子10g。

服药后，明显好转，无明显红疹。

内服外用治疗脸部湿疹（余峰医案）

症状：患者脸部湿疹，红、肿、剧痒。

处方：酒当归15g，生地黄30g，防风10g，蝉蜕5g，知母10g，生石膏（包煎）30g，生甘草10g，党参30g，山药30g，火麻仁20g，炒牛蒡子15g，荆芥穗（后下）5g，薄荷（后下）5g，白蒺藜15g，杭白菊30g，酒黄连5g，肉苁蓉30g，酒大黄（后下）10g，银柴胡10g，乌梅10g，五味子10g，沙参30g，麦冬30g，枸杞子30g，丹参20g。5剂。

服用2剂，明显好转，已无瘙痒，少量脱屑，心情舒爽。

五味消毒饮合桂枝茯苓丸治疗面部痤疮（张博医案）

张某，女，41岁。面部痤疮，三角区偏红。苔薄白，色略红，舌下静脉黑（网诊）。

处方：五味消毒饮合桂枝茯苓丸。野菊花15g，蒲公英30g，紫花地丁10g，陈皮12g，甘草20g，茯苓30g，麸炒枳壳15g，醋香附12g，丹参30g，生薏苡仁20g，泽兰15g，姜半夏12g，生牡蛎25g，白芷15g，皂角刺 20g，麻黄 12g，麸炒山药 20g，生白术 50g，干姜 6g，桂枝 12g，牡丹皮 10g，炒桃仁 15g，生白芍 12g，忍冬藤 30g，防风 10g。

服药 5 剂，口唇周围恢复正常。

按：五味消毒饮合桂枝茯苓丸，加麻黄、防风改善微循环，丹参补充雌激素，对抗高雄激素。

血小板减少专方治疗紫癜（巩和平医案）

症状：患者下肢紫癜，色暗红，舌体红，苔黄厚腻。

处方：血小板减少专方合犀角地黄汤加地榆。地榆 30g，紫草 30g，仙鹤草 50g，卷柏 30g，藕节 20g，栀子 15g，女贞子 30g，墨旱莲 30g，生地黄 30g，水牛角 30g，大枣 10 个，牡丹皮 10g，赤芍 10g。

四逆散、左金丸治疗带状疱疹（魏庆富医案）

吴某，女，58 岁。

主诉：左眼周围带状疱疹 2 个月。

症状：左眼周围带状疱疹，热痛，心悸，头晕烦躁，失眠，胃灼热感，反酸，荨麻疹，遇热加重，肛周湿疹，阵发烘热汗出，呃气连连，舌苔发黄腻，舌体大，齿痕，脉沉滑弦细数。

处方：四逆散合左金丸加减。枳壳、柴胡、白芍、生甘草、黄连、吴茱萸、蒲公英、丹参、乌贼骨、蒲黄、泽泻、茯苓皮、生白术、知母、黄柏、当归、淫羊藿、巴戟天、蓝布正。

患者处于焦虑状态，嘱其少量频服，服药 1 剂，昏昏欲睡，一夜安卧，诉从未如此舒服。

按：患者疱疹热痛、心慌烦躁、失眠、胃灼热、烘热汗出，热证明显；患者家事繁多，诸多不顺，致气郁；舌苔黄厚腻，为湿热阻塞，气机不畅；久病缠身，瘀血入络；久病耗伤，脾肾亏虚。基于以上分析，予四逆散合左金丸，疏肝理气，清热除烦，利湿化瘀。

四逆散疏肝理气，左金丸、丹参、蒲公英清肝热，除烦躁；泽泻汤泄湿热，止头晕；二仙汤调补阴阳。

皮肤专药治疗痒疹

马某，女，63岁。2021年9月16日初诊。

症状：季节交替，或夏天时，面部、颈部红色皮疹，痒甚，入睡难，脉沉软，舌淡苔薄。

处方：当归六黄汤合苦参汤，加皮肤专药。赤芍15g，川芎10g，生地黄30g，黄柏10g，黄连10g，黄芩15g，蛇床子30g，苦参10g，首乌藤50g，栀子10g，莪术10g，土茯苓60g，地肤子30g，地骨皮30g，当归10g，生甘草15g，苍术30g，白茅根30g，牡丹皮12g，茯神30g，荆芥10g，防风10g，金雀根30g。

2021年9月23日二诊处方：川芎10g，生地黄30g，赤芍15g，黄连10g，黄柏10g，黄芩15g，栀子10g，蛇床子30g，首乌藤50g，莪术10g，土茯苓60g，地肤子30g，地骨皮30g，生甘草15g，当归10g，苍术30g，牡丹皮12g，白茅根30g，防风10g，茯神30g，荆芥10g，茯苓30g，苦参12g，金雀根30g。

皮肤解毒汤加减治疗银屑病

吴某，女，2021年9月10日初诊。

症状：银屑病，瘙痒。

处方：皮肤解毒汤加减。土茯苓60g，川芎10g，莪术10g，黄连10g，黄芩30g，紫草30g，桑白皮30g，地骨皮30g，当归10g，赤芍15g，白芍15g，生地黄30g，生甘草30g，阿胶10g，牡丹皮10g，白鲜皮15g，干姜10g，老鹳草30g，乌蛇30g。7剂。水煎服，日3次。

徐建伟按：皮肤解毒汤清热化湿，活血解毒；四物汤养血润燥；黄连阿胶汤清热滋阴润燥；白鲜皮、乌梢蛇止痒专药。

发热治验

徐某，男，34岁。2021年9月20日初诊。

主诉：反复发热1周余。

症状：纳呆，微迷糊，无汗，二便尚可。舌淡苔白腻，脉不详（网诊）。

处方：生薏苡仁50g，杏仁（打）10g，白豆蔻仁10g，草果6g，石菖蒲15g，苍术10g，厚朴10g，川木通10g，黄连10g，北柴胡50g，柴葛根30g，白茅根30g，淡竹叶15g，滑石（包）30g。3剂。水煎服，日3次。

清淡饮食。忌辛辣油腻及冰镇食物。

徐建伟按： 发热，纳呆，苔白腻，神志不清，症属湿邪。

陈晨按： 暑温夹湿。达原饮和解少阳，治疗湿热疫毒邪伏膜原，一般患者苔很厚腻，甚至积粉苔。

魏庆富按： 湿热困脾，气机不能舒展。

甘草泻心汤合五味消毒饮治疗痤疮（徐建伟医案）

症状：患者面部痤疮，无明显寒热，舌淡暗，尖略红，脉偏滑。

处方：甘草泻心汤合五味消毒饮加减。生甘草50g，黄芩30g，黄连10g，蒲公英30g，连翘30g，野菊花30g，紫花地丁30g，白花蛇舌草30g，干姜15g，丹参30g，生山楂15g，白芷10g，天花粉25g，党参9g。5剂。

按： 甘草泻心汤合五味消毒饮化裁，治疗痤疮专方。根据患者寒热程度，调整干姜用量。

当归六黄汤治疗痤疮

陈某，男，24岁。2021年9月23日初诊。

症状：面部痤疮，头晕右腿部神经性皮炎，脉右寸关浮软尺脉大左寸头，浮细滑，舌尖瘀点舌淡红苔白腻。

处方：川芎10g，熟地黄30g，当归10g，黄芩10g，黄连10g，黄柏10g，山萸肉30g，天麻片30g，怀山药30g，赤芍10g，仙鹤草30g，砂仁15g，路路通10g，陈皮10g，鸡血藤30g。

二诊：上方加五味子30g，白芍15g，生甘草15g。

赵静按：当归六黄汤，治疗阴虚火旺湿盛；头晕用川芎、天麻。山萸肉、仙鹤草收敛毛孔；路路通为皮肤病专药；鸡血藤可改善神经通络。

张博按：五味子通过抑制中枢神经止痒。五味子是小青龙汤的主药，可抑制中枢止咳，推而广之，通过抑制中枢起到止痒作用。

五味子与功效主治相关的药理作用有以下两种。

第一，对中枢神经系统的影响。五味子仁乙醇提取物（"五仁醇"），可以镇静、抗惊厥。主要有效成分：五味子醇甲。①特点：具安定药的作用。②表现：抑制激怒行为，选择性抑制回避性条件反射，大剂量产生木僵。③对神经系统功能有调节作用：兴奋脊髓反射，加强条件反射的兴奋、抑制过程；提高大脑皮层的调节作用，提高工作效率，产生抗疲劳作用。

第二，对呼吸系统的影响。对呼吸中枢有兴奋作用，使呼吸波振幅增大，节律整齐，频率略增。五味子乙醇提取物有镇咳、祛痰作用。

凉血解毒汤加土茯苓治疗银屑病（常文医案）

患者银屑病，皮损多在褶皱处。体形偏胖。处方予凉血解毒汤，土茯苓30g。

按：大剂量土茯苓清热解毒，祛湿，除药毒。

总结一下王幸福老师应用土茯苓的经验：第一，治疗痛风；第二，治疗各种皮肤病湿热蕴毒；第三，治疗梅毒持续不转阴。

王幸福老师治疗便秘的经验：大便先干加大生白术用量；大便整体都干，加大当归用量。

龙胆泻肝丸治疗激素性皮炎（常文医案）

患者1年前因外用药物（具体不详）致皮炎。诊断为重度激素性皮炎。处方龙胆泻肝丸加紫草、丹参、赤芍、白茅根。经治疗，已基本痊愈。

四物汤、五味消毒饮治疗毛囊炎

樊某，男，35岁。2021年10月19日初诊。

主诉：毛囊炎 20 余年，白发增多近 1 年。

症状：全身毛囊炎，白发增多，口腔溃疡反复发作，手心发热，夜间严重，脚心凉，膝盖凉，腰酸腿麻木，失眠多梦，夜尿频，唇周痤疮，右浮软关明显，舌淡厚腻伴齿痕。

处方：四物汤合五味消毒饮加减。生地黄 15g，当归 12g，川芎 10g，黄连 10g，栀子 10g，知母 15g，黄芩 10g，黄柏 15g，肉桂 10g，金银花 30g，蒲公英 30g，白芷 15g，制附子（先煎）6g，生甘草 30g，赤芍 10g，怀牛膝 10g，夏枯草 30g，连翘 30g，忍冬藤 30g。

二诊：毛囊炎好转，守方，加药纠正尿频问题。

处方：生地黄 30g，当归 12g，川芎 10g，黄连 10g，黄芩 10g，黄柏 15g，栀子 10g，知母 15g，肉桂 10g，金银花 30g，蒲公英 30g，白芷 15g，制附子（先煎）6g，生甘草 30g，赤芍 10g，怀牛膝 10g，夏枯草 30g，连翘 30g，忍冬藤 30g，清半夏 10g，生黄芪 30g，覆盆子 30g，金樱子 30g，赤小豆 10g，怀山药 30g，山萸肉 30g。

张博按：患者热重，熟地黄改为生地黄凉血；尿频、下肢凉，用少量附子温肾；生甘草重用，金银花、忍冬藤重用，解毒散热；连翘凉血，赤芍活血，夏枯草散结。

皮肤解毒汤、苦参汤治疗湿疹

崔某，女，47 岁。2021 年 10 月 14 日初诊。慢性湿疹，外阴湿疹，瘙痒，耳鸣，脉沉滑，舌淡嫩苔薄中有裂纹。

处方：皮肤解毒汤合苦参汤加减。土茯苓 60g，莪术 10g，川芎 10g，蛇床子 20g，生甘草 30g，黄连 10g，地骨皮 30g，川楝子 10g，白鲜皮 30g，黄芩 10g，生地黄 30g，当归 12g，栀子 10g，益母草 30g，黄柏 10g，苦参 30g，赤芍 30g，牡丹皮 10g，紫草 15g，生姜 10 片，车前草 20g。

龙胆泻肝汤、附子理中丸治疗皮肤病

廖某，女，50 岁。2021 年 11 月 4 日初诊。颈后生疖，眼干涩，鹅掌风，痒疹，后半夜口苦，食欲好，便少，脉右浮滑左沉弱，舌淡苔白胖大。

处方：龙胆泻肝汤合附子理中丸加减。枸杞子 30g，龙胆 3g，栀子 10g，黄芩 6g，当归 15g，木通 6g，泽泻 15g，车前草 15g，柴胡 6g，生甘草 15g，制附子（先煎）10g，苍术 30g，党参 30g，干姜 30g，麸炒白术 30g，熟地黄 30g，蛇床子 10g，白鲜皮 10g，青皮 10g，仙鹤草 30g，老鹳草 30g，紫草 10g，苦参 10g，积雪草 30g，地肤子 30g。

赵静按：龙胆泻肝汤，治疗热盛干痒类的皮肤病，热重于湿者，龙胆泻肝汤主之。枸杞子滋肝阴，倾泻肝胆之火，治疗口苦；附子理中丸温中脾胃；地肤子、老鹳草、仙鹤草治疗皮肤病专药，老鹳草清热解毒，仙鹤草收涩，除痘印；紫草，治疗热盛干痒；积雪草解毒散结，治疗带状病毒。

魏庆富按：龙胆泻肝汤合滋肾通关散，主治尿频、尿不尽；杜仲、续断，补肾壮骨治腰痛；积雪草、车前草、萆薢、瞿麦、石韦，清化湿热，治小便不畅。

许斌按：龙胆泻肝汤为皮肤病通用方；加白鲜皮、地肤子、蛇床子、苦参、紫草、积雪草清肝利湿止痒，同时解决颈后疖问题；熟地黄、枸杞子改善眼干；附子理中丸振兴脾阳，亦可防苦寒伤胃。

合方治疗颈部瘙痒（马愉骁医案）

罗某，女，47 岁。

症状：颈部两侧瘙痒难忍，皮肤增厚，略微发红，饮食尚可，纳可，脉左右寸关尺沉细，舌淡边印苔薄白。

处方：皮肤解毒汤合过敏煎、桂枝汤、桃红四物汤。土茯苓 30g，川芎 12g，莪术 10g，银柴胡 15g，防风 15g，乌梅 10g，五味子 10g，桂枝 12g，生白芍 12g，桃仁 6g，红花 6g，生地黄 30g，当归 10g，乌梢蛇 10g，地肤子 12g，蛇床子 15g，白鲜皮 12g，徐长卿 20g，牡丹皮 15g。3 剂。

服用 3 剂，明显好转。处方方药不变，剂量略调整。

按：临床上遇到皮肤瘙痒，可用麻黄桂枝各半汤或桂枝汤，辨证基础上加过敏煎，或皮肤解毒汤，或玉屏风散，再加入皮肤瘙痒的专药，效果佳。

当归六黄汤治疗高血糖皮肤病（常文医案）

患者，男，51 岁。湿疹 5 年。手部皲裂，脱皮，中西医治疗皆无效，血糖、血脂皆高。方予当归六黄汤加萆薢。服药 7 日好转，20 余日基本痊愈。

按：当归六黄汤是治疗盗汗的常用方剂，临床中，对血糖高及湿热型皮肤病效果也非常好。

消疣散基本配方

马齿苋 20g，败酱草 15g，生大黄（后下）10g，黄芩 10g，黄连 6g，黄柏 10g，苦参 10g，蛇床子 10g，地肤子 10g，白鲜皮 10g，百部 10g，木槿皮 10g，薄荷 10g，滑石粉 20g（或枯矾 10g，或煅石膏 10g，三选一），可放冰片。水煎外用。

按：治疗面部粉刺、痤疮、扁平疣等有独特疗效。取 1 剂，浓煎，用棉签外搽。过敏者，重用冰片、苦参、薄荷、蛇床子；发红肿重者，用生大黄；伴瘙痒者，再涂抹一点肤疾宁膏（曲安奈德新霉素贴膏）。

湿疹瘙痒外用方（余峰医案）

苦参 30g，花椒 5g，炒地肤子 30g，炒蛇床子 30g，白鲜皮 15g，薄荷 10g。本方为湿痒外用方，严禁内服。

杂 病

癌症止痛方

徐长卿 30g，两面针 30g，青风藤 20g，蜂房 10g，当归 10g，乳香、没药各 10g，白芍 20g，甘草 6g，七叶莲 30g，蜈蚣 2 条。水煎服，日 1 剂。3～5 剂见效。

玉屏风、桂枝汤治疗杂病

周某，男，33 岁。

症状：怕冷怕凉，纳呆，乏力，心急，发热气上冲，颈椎不适，大小便无力，腰腿发沉，舌淡苔薄白，有齿痕，脉不详。

处方：玉屏风合桂枝汤加减。生黄芪 90g，柴葛根 30g，防风 10g，苍术 30g，桂枝 45g，白芍 45g，生甘草 10g，木香 6g，栀子 10g，生姜 30g，大枣（切）6 个。7 剂。水煎服，日 3 次。

袁文思按：桂枝加黄芪汤，治疗乏力、腰腿发沉、心急（烦躁）、小便无力；桂枝加葛根汤，治疗怕冷怕凉（恶寒），颈椎不适；桂枝汤治疗虚证，气上冲；七味白术散，以苍术代白术，减茯苓、藿香、人参，治疗纳呆、乏力、舌有齿痕；栀子甘草豉汤，因无表热故减豆豉，治疗虚证，心急发热。玉屏风治虚人怕冷怕凉。

黄连温胆汤合柴芍龙牡汤治疗失眠

周某，男，23 岁。

症状：失眠 5 年多。现失眠，每日需口服艾司唑仑片辅助睡眠，脉双关浮濡，舌淡红苔略腻。

处方：黄连温胆汤合柴芍龙牡汤加减。黄连 10g，竹茹 15g，枳壳 30g，陈皮 15g，清半夏 15g，法半夏 15g，茯神 30g，柴胡 10g，白芍

12g，玉竹 18g，生龙骨 24g，生牡蛎 24g，生甘草 10g，郁金 12g，金雀根 30g，首乌藤 40g，炒僵蚕 12g，蝉蜕 12g，谷精草 30g，胆南星 15g。

按：温胆汤之所以能治失眠，关键之药就在半夏。本例患者用清半夏、法半夏各 15g。半夏类共用 30g，因考虑患者为初诊，故用量较少，按既往用药习惯，一般用清半夏、法半夏各 30g，有时候各用 60g。

七味白术散、五苓散治疗手足多汗

胡某，女，18 岁。2022 年 5 月 21 日初诊。

症状：手足多汗，四季不分，肉眼可见，出汗后手黏、凉，夏天严重且手部有小水疱，冬天冰冷。头发油腻、脱发，发质枯黄，月经失调，面色萎黄，嘴唇无血色起皮、干裂，眼眶外侧皮肤黄，乳头水样渗液，色黄，纳呆，舌淡苔白厚腻，舌下脉络曲张，脉不详（网诊）。

处方：七味白术散合五苓散。生黄芪 40g，党参 30g，茯神 30g，炒白术 30g，生甘草 10g，藿香 10g，木香 6g，葛根 15g，猪苓 30g，桂枝 15g，泽泻 30g，丹参 30g，川芎 10g，益母草 30g，泽兰 15g，陈皮 10g，制附子（先煎）6g。10 剂。水煎服，日 2 次。

另：五倍子 300g，打细粉，搓手。

按：患者是寒饮伤脾，水血互结，汗水不循正道。正治应该用附子理中汤加五苓散，兼顾血瘀，用益母草、泽兰，既活血又利水。之所以用七味白术散加五苓散加减，主要是考虑胃纳不佳。开始也考虑用血府逐瘀汤，但血瘀不是主要病因，故不用其作为主方活血，加两味药就行。

苓桂术甘汤、左金丸治疗双手颤抖

何某，女，75 岁。

主诉：双手颤抖 10 余年。

症状：双手颤抖，胃略酸，余无特殊不适症状。舌淡苔白厚，脉不详（网诊）。

处方：苓桂术甘汤合左金丸。茯神 30g，茯苓 30g，桂枝 15g，肉桂 10g，白术 45g，生甘草 10g，吴茱萸 6g，黄连 3g，制龟甲（打碎）30g，陈皮 15g。10 剂。水煎服，日 2 次。

二诊处方：茯神 30g，茯苓 30g，猪苓 30g，泽泻 30g，桂枝 30g，肉桂 10g，炒白术 45g，生甘草 10g，清半夏 15g，干姜 10g，吴茱萸 6g，黄连 3g，制龟甲（打碎）30g，陈皮 30g，蜈蚣 2 条，清水全蝎 10g，钩藤（后下）10g，蝉蜕 10g。10 剂。水煎服，日 2 次。

按：伤寒论的条文所指即用苓桂术甘汤的原因。《伤寒论》第 67 条曰："伤寒若吐、若下后，心下逆满，气上冲胸，起则头眩，脉沉紧，发汗则动经，身为振振摇者，茯苓桂枝白术甘草汤主之。"

张博按：苓桂术甘汤健脾利湿，开始还在考虑为什么不用五苓散、平胃散，但从几味药的另一个作用研究就明白了。重用茯神、茯苓，利湿、镇静；肉桂也有镇静作用；重用白术，除利湿，还可改变细胞内低钾状态，纠正手抖；左金丸纠正胃酸过多；制龟甲是肌肉抖动专药；陈皮疏肝理气，防止肝性震颤。一方多用。

吐、下后，细胞高渗，血管内血容量少，故脉沉紧；酸碱平衡失调，电解质紊乱，水分本来就少，再发汗，引发低钾血症，故肌肉震颤；白术能够补钾。

黄芪桂枝五物汤治疗左臂疼痛

许某，男，45 岁。左臂疼痛麻木，便干，脉左沉弱无力，舌淡苔白腻。

诊断：血痹。

处方：黄芪桂枝五物汤加减。生黄芪 30g，桂枝 30g，大枣 3 个，生甘草 10g，生白术 30g，丹参 30g，鸡血藤 60g，独活 10g，威灵仙 15g，伸筋草 15g，透骨草 15g，当归 15g，羌活 10g，白芍 60g，生姜 6 片，茯苓 30g，清半夏 10g，枳壳 30g，玄明粉 6g，山萸肉 30g。

按：《金匮要略》曰："血痹，阴阳俱微，寸口关上微，尺中小紧，外证身体不仁，如风痹状，黄芪桂枝五物汤主之。"

张博按：只有左脉沉弱无力，考虑左臂受寒、过劳等因素引起左臂肌肉筋膜紧张，压迫了左臂血管，所以脉弱，而非肾虚。所以治疗用黄芪桂枝五物汤，加了大量改善血液循环、化痰、解肌的药，如白芍 60g。这个案例提示我们不要过分依赖脉诊，医案中症状已经提示没有肾虚症状，不能单凭脉弱诊断肾虚。

王幸福按： 左侧主动脉受压不利，左臂被迫建立了侧支循环，导致左脉沉弱无力。此案提示要科学认识脉诊。

麻黄汤、苓桂术甘汤治疗杂病

潘某，女，42 岁。

症状：身体乏力，腹部胀满，怕冷，下肢胀麻，饮食、二便正常，舌淡中后部苔略腻，脉沉滑。既往脂肪肝病史。

处方：麻黄汤合苓桂术甘汤加减。淫羊藿 30g，党参 30g，茯神 60g，生白术 60g，苍术 30g，干姜 40g，生麻黄 15g，桂枝 15g，杏仁 10g，泽泻 30g，葫芦巴 30g，制附子（先煎）15g，炙甘草 10g，白花蛇舌草 30g，香附 10g，薏苡仁 60g。10 剂。水煎服，日 2～3 次。

按： 葫芦巴，治疗少腹寒痛，小肚子凉。

小续命汤治疗脑梗死

郝某，男，59 岁。

症状：右侧肢体活动不利 18 天，言语不利，大小便失禁，脉浮软，舌淡暗。既往高血压病病史。

处方：小续命汤加减。桑寄生 30g，生黄芪 120g，焦杜仲 30g，夏天无 30g，苦杏仁 10g，生麻黄 10g，桂枝 45g，党参 30g，生甘草 10g，干姜 10g，当归 12g，生石膏 60g，川芎 12g，怀牛膝 30g，麻黄 3g（每日剂量递增 3g，至 19g）。

按： 小续命汤是治中风的名方。用麻黄主要考虑神经问题，麻黄可以激活中枢神经；用马钱子也可，效果可能会更好一些；石膏、夏天无、桑寄生对抗麻黄的升压作用。

袁文思按： 王幸福老师的兴阳法，促进神经传导。

张博按： 神经通路好了，对疾病的控制就好了，和健步四物汤修复下肢运动神经一样。王幸福老师的神经刺激，加上平时对神经通路的清理，可能会使很多难治性慢性疾病的治疗有新的方向。

营养修复时用马钱子，麻黄是兴奋作用。筋膜上有神经，所以主观上能松解肌肉筋膜的药，客观上都有治疗神经的作用，如桂枝解肌。史欣德老师用桂枝汤治疗癌性疼痛。

许斌按：桂枝汤可以治疗近视眼，松解眼周肌肉的紧张和痉挛有关系。

张博按：桂枝可以扩张血管，可明显增加冠脉流量，改善冠脉循环。桂枝或桂皮醛对外周血管有扩张作用，能增强血液循环。

治疗头晕、心慌医案

刘某，女，57岁。2022年2月15日初诊。

症状：体瘦，头晕，动则心慌，乏力，无食欲，咽喉不利，便黏。舌胖白腻厚，脉不详（网诊）。

处方：补中益气汤合平胃散。生黄芪60g，当归12g，党参30g，茯苓30g，苍术15g，陈皮30g，枳实30g，厚朴15g，柴胡6g，升麻6g，石菖蒲30g，佩兰30g，藿香30g，生甘草10g，白蔻15g，草果（捣）10g，生姜10片，大枣（切）3个。7剂。水煎服，日3次。

甲状腺肿瘤术后治疗

董某，男，29岁。

症状：8年前甲状腺肿瘤手术后，引起声音嘶哑。症见喉结右侧有压迫感，头痛，耳鸣，心情郁闷，眼干，少腹偶痛，饮食、二便尚可。舌淡红苔厚腻，脉不详。

处方：阳和汤合五苓散、柴胡疏肝散加减。老鹿角15g，熟地黄30g，生麻黄10g，白芥子15g，桂枝15g，干姜10g，生甘草10g，茯神30g，猪苓30g，泽泻30g，苍术10g，猫爪草30g，莪术30g，陈皮30g，清半夏12g，白花蛇舌草30g，制香附10g，郁金10g，柴胡15g，石菖蒲30g，生姜15g。10剂。水煎服，日2次。

二诊处方：老鹿角 15g，熟地黄 30g，生麻黄 13g，白芥子 15g，桂枝 15g，干姜 10g，生甘草 10g，茯神 30g，猪苓 30g，泽泻 40g，苍术 15g，猫爪草 30g，山慈菇 30g，莪术 30g，陈皮 30g，清半夏 12g，白芍 30g，白花蛇舌草 30g，制香附 10g，郁金 10g，柴胡 10g，石菖蒲 30g，枸杞子 30g，生姜 15g。10 剂。水煎服，日 2 次。

三诊：诸症好转，已无头痛、眼干、腹股沟痛，纳眠可，大便日 1 次。

处方：老鹿角 15g，熟地黄 30g，生麻黄 13g，白芥子 15g，桂枝 15g，干姜 10g，生甘草 10g，茯神 30g，猪苓 30g，泽泻 40g，苍术 15g，猫爪草 30g，莪术 30g，陈皮 30g，清半夏 15g，白花蛇舌草 30g，香附 10g，郁金 10g，柴胡 10g，石菖蒲 30g，生姜 15g，山慈菇 30g，竹茹 15g，枳壳 30g，牛蒡子 20g，白芍 30g。

张博按：三诊，在原方基础上用温胆汤化痰利湿，解决因痰湿引起的情志不舒。

血府逐瘀汤加焦三仙、安眠专药

朱某，男，44 岁。2022 年 3 月 22 日初诊。

症状：眠差易醒，梦多，背部拘紧，脉沉滑，舌淡苔白略腻。既往肺结节病史。

处方：血府逐瘀汤加焦三仙、安眠专药。柴胡 10g，枳壳 10g，白芍 15g，生甘草 10g，桃仁 10g，红花 10g，当归 15g，生地黄 15g，川芎 10g，桔梗 6g，怀牛膝 10g，首乌藤 30g，金雀根 30g，炒山楂 30g，炒神曲 30g，炒麦芽 30g，熟地黄 15g。

治疗手脚肿胀医案

刘某，女，37 岁。

症状：晨起手脚肿胀，身沉重，脉浮滑，舌淡苔白厚。

处方：肾着汤合当归芍药散、防己黄芪汤加减。当归 12g，白芍 15g，川芎 10g，茯苓 30g，炒白术 90g，干姜 10g，泽泻 30g，防己 10g，生黄芪40g，生甘草10g，香附15g，苍术10g，积雪草30g。7剂，日1剂，日2～3次，水煎2次混合后，取600ml。

按：《金匮要略》曰："肾着之病，其人身体重，腰中冷，如坐水中，形如水状，反不渴，小便自利，饮食如故，病属下焦，身劳汗出，衣里冷湿，久久得之，腰以下冷痛，腹重如带五千钱，甘草干姜茯苓白术汤主之。"积雪草专治各种结节。

巩和平按：该方含有当归芍药散、肾着汤、防己黄芪汤、甘草干姜茯苓白术汤。香附舒肝，肝主疏泄，改善代谢（微循环）；积雪草凉血活血，也可治痤疮，淡化痘印，结节肿块之症。

治疗痤疮医案

黄某，女，27岁。

症状：痤疮近10年，平时四肢冰凉，经期加重，饮食、二便尚可，舌淡苔薄白，脉不详。

处方：当归补血汤、当归四逆汤、五味消毒饮、二妙散合用加减。生黄芪60g，当归15g，桂枝30g，赤芍、白芍各15g，路路通10g，细辛3g，生姜15g，大枣（切）6个，生甘草30g，丹参30g，白花蛇舌草45g，蒲公英30g，连翘30g，野菊花20g，金银花30g，紫花地丁30g，苍术15g，黄柏6g，知母6g。10剂。水煎服，日2～3次。

巩和平按：手足冰冷，为气血不足，故而用当归补血汤合当归四逆散；痤疮有脓点，合五味消毒饮；黄柏引火归元，引火下行。以补气养血，活血解毒为治则。

张博按：丹参、当归含雌激素，对抗高雄激素引起的痤疮。

许斌按：大剂黄芪托毒，大剂甘草解毒抗炎。

李光莲按：痤疮以两腮下巴及唇周为主，四肢冰冷、面白、舌淡苔白，考虑肺胃火热，气血虚弱，当归补血汤合五味消毒饮、桂枝汤加减；经期加重，与内分泌有关，青春期痤疮，女性用四物汤加知母、黄柏。

干幸福按：患者痤疮近10年，久病血虚，用当归补血汤；四肢冰凉，用当归四逆汤；痤疮不管寒凉，都是瘀毒外发，用五味消毒饮；二妙散引火下行。

经期痤疮加重，临床很常见。经期，雌激素、黄体酮减少，用丹参、当归、黄柏、知母、白花蛇舌草、生甘草共同调节雌激素。黄体酮，既有补肾作用，又有调补雌激素的作用，还有活血祛瘀的作用。丹参活血，还含有大量的雌激素，对抗雄性激素，可用于治疗脂溢性脱发；白花蛇舌草清热解毒抗癌，同时也含有雌激素；知母、黄柏调节雌激素，又能补肾；生甘草是类激素药，既能补中又能清热解毒，尤其对痤疮效果很好。甘草锌是专门治疗痤疮的，从中受启发，故临床上治痤疮时用大量的生甘草。

方中的路路通是取代当归四逆汤里的通草，路路通有通的作用，同时又有抗过敏的作用，在治疗荨麻疹的时候常用。痤疮的治疗，要从多方面考虑，既要治本又要治标，既要有中医的思维，也要有现代医学的思维。多种思维，中西并用。在用一个方子、一个药的时候，既要符合中医传统的理论，也要符合现代医学现有的药理，这样治疗效果就会大大提高。不要偏执，当遇到两者不能结合的时候，中医就取中医学的思维。

治疗癫狂医案

朱某，男，30 岁。

症状：烦躁易动不安，便干。舌尖红苔白，脉不详。

诊断：癫狂病。

处方：柴胡加龙骨牡蛎汤、百合地黄汤、生铁落饮合用。桃仁 24g，柴胡 9g，香附 6g，川木通 9g，赤芍 30g，半夏 10g，大腹皮 10g，青皮 6g，陈皮 10g，桑皮 10g，紫苏子 10g，生甘草 10g，麦冬 60g，生大黄（后下）10g，鸡矢藤 30g，生龙骨、生牡蛎各 30g，生铁落饮 60g（若无，可用代赭石 60g 代替）。7 剂。水煎服，日 2 次。

二诊处方：柴胡 24g，黄芩 15g，法半夏 15g，百合 30g，生地黄 300g，砂仁 10g，生大黄（后下）3g，生石膏 50g，茯神 30g，生龙骨、生牡蛎各 40g，灵磁石 30g，生铁落饮 60g。7 剂。水煎服，日 2 次。

徐建伟按：柴胡加龙骨牡蛎汤去桂枝合百合地黄汤、生铁落饮，重用生地黄养阴安神，取防己地黄汤之意。

张博按：大剂生地黄镇静。

吴章武按：用砂仁减少胃肠道刺激；地黄在治疗血虚、脾胃虚的患者时，用20～30g，会腹泻，而治疗阴虚火旺的患者时，即使用120g，大便也还是成形的，可见，药物作用于人体的时候，人体自身也是有选择性的，对症时大剂量无碍，不对症时小剂量也排斥，说明脾胃虚弱、血虚的患者，一开始就滋阴补血是误治，应该从脾虚入手，比如归脾汤补血是以健脾温脾、补气行气为主。

王幸福按：生地黄用量300g，仲景防己地黄汤中"生地黄二斤"，地黄用量为500g。

专方专药治疗帕金森

孙某，女，72岁。

症状：右手颤抖多年，舌淡苔薄白，脉不详。

诊断：帕金森。

处方：天麻30g，茯神30g，桂枝30g，肉桂10g，炙甘草30g，泽泻60g，白术30g，葛根45g，白芍45g，炒僵蚕12g，蝉蜕12g，制龟甲30g，生牡蛎30g，淮小麦60g，大枣（切）10g。7剂。水煎服，日2～3次。

魏庆富按：苓桂术甘汤、泽泻汤、葛根汤、升降散、甘麦大枣汤加息风专药天麻、龟甲、牡蛎。患者当为痰风上扰，肢颤头摇。

张博按：甘麦大枣汤、肉桂、龟甲、牡蛎镇静、稳定神经，僵蚕、蝉蜕镇静，治疗咳嗽一般多加蝉蜕，效果不错。

中药对骨、肌肉、神经的作用都有很多研究，但对筋膜的作用，基本上是空缺的，但并不代表不存在，且筋膜对人体的影响，越来越重要。筋膜内含有丰富的游离神经末梢和本体感觉小体，筋膜的黏滞性会影响筋膜内本体感觉的激活，导致筋膜内的神经被错误激活。筋膜中含有丰富的感受器，当筋膜发生致密化（HA分子聚集），就会改变筋膜的力线分布，力线的改变会影响组织和中枢神经系统之间的反馈。过劳、寒冷、情绪、疾病都会影响筋膜紧张程度，而引起错误的神经感受和神经信号传导。帕金森病可以看作是神经的异常放电和兴奋，中药在其治疗方面很有优势。小儿抽动症和老年帕金森，一小一老发病，都提示神经问题，小孩子是神经发育不全，容易受刺激，神经细胞放电；老人是神经髓鞘退化，筋膜弹性差，代谢慢，代谢废物累积多，在做精细动作，需要肌肉筋膜更好的牵拉时，神经异常放电；所以孩子和老人都需要营养神经。小儿抽动症，用甘麦大枣汤，老人震颤也可用。一般震颤都出现在营养情况较差的体质，即中医学所说脾胃虚弱、肝肾不足的患者。

吴章武按： 小儿抽动症和老年帕金森，一个神经敏感，一个迟钝；一个过度，一个不及。

贾伊宇按： 临床中，抽动症以肝肾不足者多见，且患抽动症的孩子，多有多汗病史，生活环境、学习环境影响很大，老师给家长压力，家长给孩子压力。若按照治疗肝郁脾虚证的思路，效果欠佳；若用甘麦大枣汤治疗，效果亦欠佳；可以选择用息风的治疗方法，调整情绪、饮食，随着脾胃受纳好转而愈，可以用九味熄风颗粒。

张博按： 神经虚性兴奋容易出汗。龙骨、牡蛎真正作用的点是钙离子。大量地黄可镇静安眠；龟甲含耦合钙，容易被胃酸分解为钙离子吸收；甘麦可营养、修复神经，龙骨、牡蛎、青礞石镇静，龟甲镇静、营养神经。有时药物提取物的治疗效果没有中药好。如雌激素的补充，用雌二醇不良反应大，不可长期用，用二仙汤不良反应较小。王若光教授说植物雌激素不良反应小，青蒿素的治疗效果不如青蒿汤。

吴章武按： 钙离子可以稳定神经。钙少的生长发育会迟缓。口服补钙吸收慢，需要长期服用。急性缺钙需要静脉输注，静脉补钙要求很严格，快了会造成血钙急剧增多。骨肿瘤或者肿瘤骨转移的患者，血钙会增多，因为钙在骨骼牙齿里面最多，骨癌造成骨破坏后，钙又以原始方式游离在血液，引起心脏、消化系统病变。

甘麦大枣汤治疗失眠

王某，女，59岁。

症状：失眠10余日，入睡困难，有时一夜无眠，视物模糊，因儿子未婚心理压力大。舌尖边红苔厚腻,脉不详(网诊)。

处方:甘麦大枣汤加减。竹茹15g,枳壳15g,陈皮15g,清半夏15g,法半夏15g,茯神30g,生甘草10g,首乌藤45g,金雀根30g,珍珠母50g,百合30g,醋延胡索30g,酸枣仁30g,川楝子10g,大枣(切)6个,淮小麦30g。5剂。水煎服,日2次,中午饭后、晚上临睡各1次。

二诊:眠安,情绪好转。

封髓潜阳丹治疗牙出血(胡升华医案)

许某,男,75岁,陆丰人。2022年9月1日初诊。

症状:1个月前食草药"龙眉草"(不知为何种草药)后牙缝出血不止,一天7~8次不等,量多,西医治疗无效。症见四肢乏力,稍出力血从牙缝出,脉虚大。患者素怕冷,既往肺结核病史。

处方:封髓潜阳丹加减。龟甲(先煎)15g,砂仁10g,知母10g,盐黄柏10g,肉桂6g,天冬15g,麦冬15g,甘草10g,熟地黄30g,附子(先煎)6g,党参30g。

二诊:1剂效,2剂愈。

按:患者阴不足虚火上升,故用封髓潜阳丹。

王幸福按:患者病机为阴虚火旺。曾治过一78岁的老中医,长期服用壮阳大补药,鼻衄不止。用大剂引火汤3剂,治愈。与这个医案有异曲同工之效。

大建中汤治疗泄泻(巩和平医案)

林氏,88岁。2022年2月10日初诊。

症状:胃痛、腹泻10余年,加重1年余。现胃胀痛,走窜,起则皮下如有头足,发作极为难受,大便泄泻,舌少苔而质淡,脉不详(网诊,家属代诉)。

处方:大建中汤加减。蜀(川)椒3g,干姜10g,红参10g,配方饴糖一匙冲。3剂。

2022 年 2 月 14 日二诊：服 1 剂后腹觉温，痛作少，3 剂服完痛基本不作，但仍然泄泻。

处方：上方加白术 15g。3 剂。

2022 年 2 月 18 日三诊：患者服药 6 剂后，诉腹窜痛已减少 80%，唯泄泻仍每日上午 2 次。

处方：二诊处方加茯苓 15g，补骨脂 15g。3 剂。

患者致电称已愈，连多年的泄泻病也好了。

按：《金匮要略》曰："心胸中大寒痛，呕不能食，腹中寒，上冲皮起，出见有头足，上下痛而不可触近，大建中汤主之。"大建中汤主治中阳衰弱，阴寒内盛之脘腹剧痛病症。患者为老年体亏，阳虚不足，寒凝聚结引起，试以此方。

患者 88 岁高龄，素体阳虚，病久阳气愈加亏损，出现中焦寒盛，寒气攻冲，凝聚成块。初诊时考虑是高龄，又是网诊，川椒用 3g，用红参比党参补气力大；二诊时见效，效不更方，因泄泻久，故加白术健脾；三诊时，腹痛已愈大半，但泄泻仍然，再加茯苓健脾利水，补骨脂温补肾阳，取四神丸意。服药 9 剂，多年痼愈。

张博按：茯苓不光健脾利水，还治奔豚，水气上逆，初诊就可以加大剂量茯苓。

陈晨按："皮下有头足"，大建中汤对症。

胡声华按：茯苓可以利水治冲气，老年阳虚不能渗利太过。苍术燥湿力大，但白术以补益为主，老年体虚应以补益为主，故用白术。

巩和平按：苍术为止泻要药，也可治口腔溃疡；苍术芳香辟秽，驱鬼邪；苍术止泻，取其燥湿作用，吸收肠道水分。

纳呆

患者，男，2021 年 8 月 20 日初诊。

症状：纳呆，恶心，嗳气，不思饮食，疲乏，困倦，大便每日 4～5 次。形体消瘦，既往胃病术后。

处方：党参 30g，茯苓 30g，苍术 30g，生麻黄 10g，干姜 10g，陈皮

30g，枳壳 15g，生甘草 10g，炒三仙各 15g。7 剂。水煎服，日 3 次。

加味导气汤治疗便秘（陈晨医案）

症状：患者便秘 2 年。平躺时便意频，便少，排便不爽，不成形，腹胀。诉曾有泄泻病史，近 3 年好转。

诊断：便秘。气滞寒湿证。

处方：加味导气汤加减。木香 9g，吴茱萸 9g，小茴香 9g，槟榔 9g，木瓜 12g，川楝子 10g，苍术 15g，青皮 10g，枳实 15g。

按：加味导气汤。

来源：《当代名医神丹妙方》。

组成：川楝子 12g，木香 9g，小茴香 9g，吴茱萸 9g，槟榔 9g，木瓜 12g。

功用：调肝理气，温通止痛，燥湿行水。

主治：阴囊水肿及寒疝。凡属肝逆、肝郁、肝寒、湿聚而引起之腹痛、疝瘕、水肿、淋漓诸症皆可化裁运用。

用法：每日 1 剂。水煎分服。

谷精草合方治疗癫痫

孙某，男，29 岁。

症状：发作性四肢抽搐 24 年。平素身体困乏，汗多，湿疹，记忆力差，脉浮软，舌淡苔白。

诊断：癫痫。

处方：谷精草合方、温胆汤、平胃散合用。陈皮 15g，清半夏 12g，茯神 30g，生甘草 10g，竹茹 15g，枳壳 15g，谷精草 30g，柴葛根 30g，白芍 30g，苍术 30g，厚朴 10g，胆南星 15g，青葙子 10g，炒僵蚕 12g，蝉蜕 10g，淮小麦 30g，大枣 6 个，钩藤 10g。3 剂，水煎服，日 1 剂。

三合汤治疗胸腔积液

刘某，男，86 岁。

症状：肺不张，胸腔积液，疑肿瘤。

处方：三合汤加减。生黄芪40g，红景天30g，防己10g，白术30g，生甘草10g，益母草30g，生薏苡仁30g，枳实15g，葶苈子20g，当归12g，白芍15g，川芎10g，茯苓30g，泽泻30g，车前子（包煎）20g，泽漆30g，白晒参30g，陈皮10g，生姜6片，大枣（切）6个。7剂。水煎服，日1剂，少量频服。

陈晨按：三合汤为当归芍药散、防己黄芪汤、鸡鸣散合方，当归芍药散疏肝利水，防己黄芪汤健脾利水，鸡鸣散利下焦水，擅治下半身水肿。

胡声华按：红景天益气活血、通脉平喘，主治气虚血瘀，胸痹心痛，中风偏瘫，倦怠气喘。泽漆苦微寒，能通便利水，消肿祛痰。

许斌按：泽漆也是治疗淋巴结的专药，但要注意不良反应，伴呕吐的比较多，可以加生姜、半夏。

袁文思按：曾给一肺癌的患者，用泽漆100g，煮水代茶饮，送服人参养荣丸，症状改善，没有不良反应，配合全蝎、蜈蚣，焙干磨粉冲服。

巩和平按：泽漆可以治疗淋巴结肿大、肺癌、肾炎等。

益气聪明汤治疗眩晕（巩和平医案）

患者，女，56岁。2022年12月初诊。

症状：3年前出现头晕、眩晕，经治疗后痊愈。2022年1月，接种疫苗后再次出现眩晕，从耳后上冲头部，随后出现眩晕、眼黑，欲大小便，全身虚脱，右寸脉沉弱。

处方：柴陈泽泻汤。

二诊：服上方，有效但是未治愈。

处方：镇眩汤。

三诊：服用上方后病情加重。考虑是上气不足，虚脱之症，改用益气聪明汤。3剂。

服用3剂，1个月后，未再眩晕。后又出现眩晕，嘱其原方服用

5 剂，以巩固善后。

巩和平按： 开始犯了一个错误，惯性思维，看到眩晕，忽略了脉沉为中气不足的表现。右脉三部沉是补中益气汤证，不是上冲，是感觉耳后难受开始上窜头部，继而眩晕，眼黑，想大小便，上窜比较贴切。

率谷穴三针对刺，治疗眩晕临床效果明显。

耳鸣治疗经验

高卫东：曾治 3 人，1 人完全缓解，2 人缓解。1 人用知柏地黄丸 3 倍量服用，服药 1 日缓解，目前偶尔发作；2 人用益气聪明汤加针灸，其中 1 人完全缓解，1 人明显缓解。

谭志飞：对于耳鸣的治疗，分享用中医外治的一点经验。

耳鸣耳聋分急性与慢性。

急性耳鸣耳聋，外治在乳突翳风穴处找压痛刺络放血，连续同一个位置刺络放血 2～3 次，在加基础穴位的针刺疗效较好。

慢性耳鸣耳聋，先查体压乳突处，若乳突压痛明显，治疗效果较好；若压痛不明显，治疗效果欠佳。治疗上，乳突压痛明显者，治疗同急性耳鸣耳聋，配合枕骨下风池、风府、颈部深层压痛点进行针刺治疗；另，在下关穴附近处进针扎（蝶腭神经节），疗效也很不错；亦可以配合灸法。

许斌：治疗耳鸣，我一般用梅花针刺头部、耳背、耳中，多能缓解，若缓解不明显，则多为难治，需要配合中药、针灸、外用中药塞耳（川乌、石菖蒲，打粉，用脱脂棉包，塞耳，每日 3～5 次）等。

耳鸣的病因太多，需辨证论治。如因鼻炎引起，用葛根汤加味；因颈椎病引起，用加味葛根汤、通窍活血汤；肾阴虚者，用知柏地黄丸加味；神经性耳鸣，可用王琦教授的石斛静音汤；肝火旺者，用龙胆泻肝丸加减；气虚者，用益气聪明汤，取效之法唯有辨证，耳鸣三药白术、泽泻、石菖蒲，辨证加入。

议中药的解毒作用

涂某，女，51 岁，山西太原人。2022 年 12 月 15 日初诊。

症状：今日饮食不洁，服用 10 日前放置的金针菇、裙带菜等，傍晚出现胃部不适，形容胃内如翻江倒海，全身乏力，流口水打哈欠，无腹痛腹泻，舌脉不详。

诊断：食物中毒。

处方：金银花 30g，连翘 30g，生甘草 30g。1 剂。频服。

2022 年 12 月 16 日晨已愈。

按：关于中药解毒的作用，不止局限于清热解毒，在临床中治疗农药中毒、食物中毒等，效果同样不错。

甘草可以解毒，具有清热解毒的作用，解含有有机磷制剂的毒比较有效果，即人们所说的农药。农药中毒后可以用甘草煎汤，然后将汤放凉至常温状态，再配合滑石粉一起服用，加快体内毒素的排出，起到解毒的作用。另外，甘草与黑豆相结合，还可以解砒毒；与杏仁相结合可以去除铅毒。

连翘可以解毒，也可以治胃热呕吐。

临床也常用于佐制某些有毒的中药，如苦参、附子等。

严重失眠盗汗治疗医案（余峰医案）

患者，女，40 岁，企业老板。

症状：严重失眠，汗如雨下。

处方：百合地黄汤合知柏地黄丸、栀子豉汤加减。知母 10g，盐黄柏 10g，百合 30g，生地黄 30g，山茱萸 30g，炒芡实 30g，泽泻 10g，牡丹皮 10g，茯苓（捣碎）30g，赤芍 10g，炒栀子 10g，淡豆豉（包煎）10g，法半夏 10g，夏枯草 10g，蒲公英 10g，郁金 10g，橘络 10g，天花粉 15g，生牡蛎（捣碎）30g，浮小麦 60g，首乌藤 30g，五味子 15g，炒酸枣仁（捣碎）45g。7 剂。

温胆汤泡脚治疗眠差（张博医案）

症状：患者自诉从小胆小，易受惊吓。2 个月前因受惊吓后出现失眠，每日夜间 2 时前后苏醒，醒后难复眠，纳差，舌苔白腻，边红。既往脑溢血术后病史。

处方：温胆汤加减。生姜 12g，陈皮 15g，竹茹 10g，甘草 6g，茯苓 20g，麸炒枳壳 10g，醋香附 10g，鸡血藤 30g，丹参 15g，车前草 30g，生决明子 30g，生薏苡仁 30g，黄芩 15g，茵陈 10g，连翘 10g，石菖蒲 15g。泡脚。

患者诉昨日用上方泡完脚后，一觉睡到 4 时，因担忧肝胆可能有问题，害怕得睡不着了，到 5 时前后复眠。

肾着汤、扶仗汤治疗坐骨神经痛

李某，女，52 岁。2022 年 2 月 23 日初诊。

症状：坐骨神经痛。脉弦滑，舌淡红苔薄。

处方：肾着汤合扶仗汤。茯神 60g，生白术 90g，泽泻 30g，淫羊藿 30g，仙茅 10g，巴戟天 10g，当归 10g，丹参 30g，制乳香、没药各 10g，怀牛膝 10g，清水全蝎 20g，蜈蚣 3 条，白芍 60g，炙甘草 10g。7 剂。水煎服，日 3 次。

二诊：服药 7 剂，坐骨神经痛缓解 30% 左右，腰乏力较前好转，服药期间出现肠鸣、大便稀。查腰椎 CT 提示腰椎间盘滑脱，目前在进行复位治疗。

处方：肾着汤合扶仗汤。生黄芪 40g，陈皮 10g，茯神 60g，生白术 90g，泽泻 30g，淫羊藿 30g，仙茅 10g，巴戟天 10g，生麻黄 10g，木瓜 15g，柴葛根 30g，当归 10g，丹参 30g，制乳香、没药各 10g，怀牛膝 10g，清水全蝎 20g，蜈蚣 3 条，白芍 60g，炙甘草 10g。7 剂。水煎服，日 3 次。

当归补血汤、活络丹治疗坐骨神经痛

彭某，女，58 岁。2022 年 11 月 26 日初诊。

症状：坐骨神经痛，夜间抽筋，腿热，乏力，大便不爽。舌淡苔白，脉不详。

处方：当归补血汤合活络丹加减。生黄芪 90g，当归 30g，木瓜 30g，赤芍 30g，白芍 30g，石斛 30g，怀牛膝 30g，丹参 30g，制乳香、制没药各 10g，生地黄 30g，黄芩 10g，地骨皮 15g，补骨脂 30g，炮姜炭 10g，砂仁 30g。7 剂。水煎服，日 2 次。

抑郁症治疗验案（赵鹏飞医案）

王某，女，18 岁。青岛城阳人，2021 年 5 月 27 日初诊。

症状：烦躁，厌学，抑郁，自觉沟通障碍，微有厌世倾向，纳差，眠差，手抖，月经先期，面暗淡无光，精神萎靡。通过沟通，知病因家庭因素所起，已服用抗抑郁药物 2 年，下学期高三，近日沉迷游戏，烦躁加重。舌质红，多瘀点，苔薄黄，脉细数。

病机：肝气郁结，心神失养。

处方：丹栀逍遥汤合血府逐瘀汤、甘麦大枣汤。牡丹皮 90g，炒栀子 75g，当归 150g，炒白芍 150g，醋柴胡 90g，茯苓 100g，白术 120g，炙甘草 60g，佛手 120g，浮小麦 180g，大枣 120g，桃仁 90g，红花 90g，川芎 80g，熟地黄 150g，炒枳壳 80g，赤芍 100g，川牛膝 100g，桔梗 60g，合欢皮 150g，石菖蒲 120g，郁金 100g，丹参 100g，天麻 100g，钩藤 120g，炒鸡内金 120g，龙骨 300g，牡蛎 300g，磁石 150g，琥珀 30g，炒麦芽 150g，焦神曲 90g，焦山楂 120g，陈皮 60g。1 剂，免煎颗粒，制作膏方，早、晚各温服 20ml，服用 30 日。服药期间忌凉辣零食，约定玩游戏时间。嘱其等待，诊余交流近 1 小时，同时告知其父改变沟通方式，多以关爱。

2021 年 7 月 4 日二诊：月经周期已经正常，面色改善，见面主动打招呼，游戏时间减少，与人沟通改善，正常上学。舌红改善，瘀点改善，脉弦细。

处方：上方柴胡改为 80g，加蝉蜕 60g，1 剂，免煎颗粒，制作膏方，早、晚各温服 20ml，服用 30 日，服药禁忌如前方。并再次沟通，舒缓心理，嘱咐服药时逐渐减用抗抑郁药。

2021 年 9 月 11 日三诊：见面觉得小姑娘状态明显改善，面色红润。其父告知，姑娘服药后，睡眠、饮食二便可，月经正常。抗抑郁药已减至 1/4 片。舌质淡红，脉微数。

处方：二诊方加桑叶 70g。1 剂，免煎颗粒，制作膏方，早、晚各温服 20ml，服用 30 日。服药如前方。服药后抗抑郁药逐步减量。3 周后停服抗抑郁药，并约定好好学习，备考中医药院校。

按：情志病，皆因情志所起，身病好治，心病难医。对于情志病，"话聊"和"药疗"并用，只有取得患者信任，才能获得治疗效果，所以"话聊"为治郁之先锋。药物治疗中，躁狂多属阳证，可以柴胡龙牡温胆汤主之；静默多属阴证，可以四逆汤合四逆散、定志汤主之。在临床心脾两虚证，归脾汤主之；肝郁脾虚证，逍遥丸主之；肝郁血滞证，血府逐瘀汤主之；痰浊中阻证，温胆汤主之；然后以菖蒲郁金丹（石菖蒲、郁金、丹参、醋香附）为药对，随症辨证，合以药证，效果很好。

颈椎外伤外敷法

症状：患者，80 岁。3 天前因摔伤致全身不适，颈椎不适，活动不利。

处方：生姜 250g，艾草连杆 100g，白胡椒（捣碎后下）50g，高度数白酒（后下）250ml。外用方。

煎法：生姜、艾草煮沸 5 分钟左右，关火，加入白胡椒粉、高度数白酒，搅拌均匀，再准备两条毛巾，用药液浸泡，取一条，拧成半干，外敷颈部，待凉后，两条毛巾轮替使用。敷半小时左右，微微汗出。

治疗 1 次，已无明显不适。嘱其可继续外敷 2～3 次。

颈椎病、身痛医案

邱某，女，41 岁。2021 年 9 月 23 日初诊。

症状：颈肩痛，腿酸痛，右浮濡无力左浮濡细，舌淡红苔白腻。诊断为颈椎病。

处方：金匮肾气丸合五苓散、阳和汤、活络效灵丹加减。熟地黄 30g，桂枝 15g，制附子（先煎）10g，山萸肉 30g，茯苓 30g，怀山药 30g，牡丹皮 10g，猪苓 20g，泽泻 30g，羌活 10g，独活 30g，麸炒白术

30g，柴葛根 30g，生麻黄 10g，淫羊藿 30g，丹参 30g，白芥子 6g，鹿角霜 30g，炙没药 6g，当归 12g，炙乳香 6g，生牡蛎 30g，板蓝根 10g，干姜 15g。

黄芪赤风汤治疗腿痛

邱某，女，41 岁。2021 年 10 月 14 日初诊。

症状：腘窝疼痛（考虑为骨髓水肿），膝关节弹响，下肢无力，眠差，经期腰痛、腹痛，脉左沉弱无力右寸关浮滑，舌淡苔白腻齿痕。

处方：黄芪赤风汤加减。怀牛膝 30g，石斛 30g，白芍 30g，猪苓 30g，泽泻 30g，生黄芪 90g，肉桂 10g，生白术 30g，茯神 30g，丹参 30g。

2021 年 11 月 9 日二诊处方：白芍 30g，石斛 30g，怀牛膝 30g，泽泻 30g，猪苓 30g，生黄芪 100g，肉桂 10g，生白术 30g，丹参 30g，茯神 30g，赤芍 10g，柴葛根 30g，生麻黄 10g，防风 10g，制附子（先煎）10g。10 剂。水煎服，日 1 剂。

赵静按： 个人对黄芪赤风汤的理解，"黄芪的主要作用是通阳运载"，是个"跑运输"的，用量要大。那么在此案的治疗中，黄芪这个"跑运输"的要"跑"到哪儿，"运"的是什么，就是理解方剂的关键。

黄芪，其利尿作用在 20g 以内明显，30g 以上趋向抑制；其对血压影响，15g 以内可升高血压，35g 以上反而降压。有气虚症状时，用炙黄芪；无气虚症状，则用生黄芪。40g 以上调节血压的动态平衡，在王清任的补阳还五汤中重用至 120g，"黄芪治痿，四两（16 进制市斤秤四两一钱是 3g）起步，佐陈皮以防壅滞"。

此患者下肢无力，大胆揣测为使药力到达下肢肌肉，故黄芪用 100g。

"运"的是赤芍、防风。赤芍除血痹，破坚积；防风主治风邪，骨节痛痹。

故此方理解为用大剂量的黄芪将除血痹之药、改善微循环的风药运到下肢，以改变患者下肢无力、膝盖痛等状况。

肩周炎治疗验案

王某，男，44 岁。2021 年 9 月 23 日初诊。

症状：肩周疼痛，舌胖大齿痕苔白。

西医诊断：肩周炎。

中医诊断：臂痿。

处方：阳和汤、活络效灵丹、外台茯苓饮、补中益气合用加减。熟地黄 30g，肉桂 10g，白芥子 10g，生麻黄 10g，生甘草 15g，干姜 15g，淫羊藿 30g，鹿角霜 50g，当归 12g，炙乳香 10g，炙没药 10g，丹参 30g，茯苓 30g，清半夏 10g，枳壳 30g，升麻 6g，党参 30g，麸炒白术 30g，陈皮 30g，柴胡 6g，生黄芪 150g，川芎 10g，赤芍 10g，苍术 15g，羌活 10g，制附子（先煎）10g，鸡血藤 30g。

理中丸、茵陈五苓散治疗化学品中毒

种某，男，17 岁。2021 年 9 月 23 日初诊。

症状：泄泻，间断性低热，食欲差，后背皮疹，喷嚏流涕，心率快（每分钟 108～114 次），鱼际扁塌，右下腹淋巴结节，脉浮软，舌淡苔白齿痕中有裂纹，舌下静脉怒张。

诊断：化学品中毒。

处方：理中丸合茵陈五苓散加减。干姜 30g，党参 30g，麸炒白术 30g，茵陈 45g，泽泻 15g，生甘草 30g，生黄芪 120g，猪苓 15g，陈皮 30g，当归 10g，茯苓 45g，砂仁 30g，五味子 30g，仙鹤草 30g，肉桂 10g。

封髓潜阳丹治疗健忘

张某，女，54 岁。2021 年 9 月 23 日初诊。

症状：健忘，唇白，尿频下眼睑发黑，面色㿠白，脉浮滑，舌淡苔白。

处方：远志 15g，制龟甲 15g，制附子（先煎）10g，黄柏 6g，炒酸枣仁 30g，砂仁 30g，生甘草 30g，茯苓 30g，益智仁 15g，熟地黄 30g，肉桂 10g。

赵静按： *封髓潜阳丹治疗肾精不足；面黑、苔白、脉滑为痰湿体质；龟甲治疗老年痴呆；益智仁缩尿补益。*

腿脚不利、耳聋医案（赵静医案）

赵某，8 月 28 日初诊。

症状：腿脚不利，耳聋，咳嗽咳痰。

处方：四逆散合四味健步汤加减。柴胡 10g，枳壳 10g，炒白芍 10g，生甘草 10g，丹参 30g，川芎 15g，怀牛膝 15g，石斛 30g，陈皮 9g，清半夏 9g，茯苓片 20g，干姜 3g，五味子（敲碎）6g。

二诊处方：柴胡 10g，枳壳 10g，炒白芍 10g，生甘草 10g，丹参 30g，川芎 15g，怀牛膝 15g，石斛 30g，陈皮 12g，清半夏 12g，茯苓片 30g，干姜 3g，五味子（敲碎）6g，鸡血藤 30g。

三诊处方：柴胡 10g，枳壳 10g，炒白芍 10g，生甘草 10g，丹参 30g，川芎 15g，怀牛膝 15g，石斛 15g，陈皮 15g，清半夏 15g，茯苓片 30g，干姜 3g，五味子（敲碎）6g，益智仁 15g，山药 15g，菊花 12g，密蒙花 12g。

按： 四味健步汤来源于四神煎（牛膝、黄芪、石斛、远志），组成为石斛、赤芍、牛膝、丹参。三诊加益智仁、山药补益，恢复听力；密蒙花、菊花治疗眼睛不适。

马正立等研究发现远志安神益智作用的药理研究多以复方制剂为主。观察基底核苍白球大神经元的反应变化，结果提示远志有抑制 Ach E 的活性，增加脑内乙酰胆碱（Ach）含量的作用，从而改善记忆和学习功能，即益智作用。李光植等报道，远志水煎液能显著提高白细胞中 SOD（超氧化物歧化酶）、肝组织 GSH-Px（谷胱甘肽过氧化物酶）活性。远志水煎液可通过提高体内抗氧化能力，清除衰老或老化机体过多生成的自由基，抑制或减轻机体组织和细胞的过氧化过程，从而起到延缓衰老的作用。斋藤等使用促进老化小鼠（SAM）进行了记忆、学习试验；矢部等进行了远志对神经细胞营养因子作用的试验，均证明远志对脑有保护作用。饭冢进为探讨远志的脑保护活性，对 KCN（氰化钾）低氧脑障碍的作用进行了研究，发现几种酰基糖具有缩短正向反射消失持续时间的作用，表明远志脑保护作用的部分原因与酰基糖有关。

礞石磙痰丸、黄连温胆汤治疗癫痫（魏庆富医案）

于某，男，70 岁，同学父亲。

主诉：烦躁至狂，失眠惊恐 2 年。

症状：烦躁至狂，失眠惊恐，糊涂忘事，分不清厨房、阳台、卫生间，面红头皮红，大便秘结黏腻，舌苔黄腻水滑，脉弦硬有力。

初诊考虑病机为热扰心神，予黄连温胆汤合柴胡龙骨牡蛎汤，加珍珠母、代赭石、生大黄，3 日后复诊，基本无效。

二诊：详询病史，患者 5 年前因投资失败，一蹶不振，经常头晕失眠，毛病不断，先后住院 10 余次，4 次腔隙性脑梗死，今年 6 月，肺部感染，高热惊风，越发糊涂。面部呆僵，红赤异常，周身大小脂肪瘤数百枚，舌质紫暗斑点，苔黄腻水滑。

西医诊断：脑梗死，癫痫，高血压，冠心病，肺炎治疗后。

病机：情志不遂，化热化火，痰水、火热扰动心神。

处方：礞石磙痰丸合黄连温胆汤加减。枳壳 30g，竹茹 30g，半夏 60g，陈皮 30g，茯苓皮 30g，泽泻 45g，丹参 45g，珍珠母（先煎）60g，生龙骨、生牡蛎（先煎）各 60g，生大黄（后下）30g，芒硝（冲）9g，代赭石（先煎）90g，青礞石 60g，茵陈 15g，生麦芽 15g，川楝子 12g，益母草 30g，琥珀（冲）9g，铁锈（自备先煎）50g。3 剂。水煎服。

三诊：患者服上方 1 剂后，昏昏欲睡，于第 2 日泻下通便，有一次差点拉裤子，臭晦难闻，约持续 1 周后，神清气爽，精神意识改善，能交流，睡眠好转，家属诉"前几天八月十五，女婿拜访，主动拿茶、酒招待，并陪客人喝酒半杯"。

按：读《南方医话》中"大黄救人有"一文，用生铁落、淡竹叶、生大黄治愈癫狂患者，张锡纯《医学衷中参西录》中一味铁氧汤，"治痫风，及肝胆之火暴动，或胁疼，或头疼目眩……上焦烦热，至一切上盛下虚之证皆可……善于镇肝胆者，以其为金之余气，借金以制木也"。

拜读王幸福老师文章"怪病皆由痰作祟，礞石磙痰丸治怪病之妙方"，青礞石质坚而重，尤能攻逐顽痰……治怪病……痰火所致之失眠或多寐，癫痫，眩晕，瘰疬，痰核……

二诊处方仍以黄连温胆汤行气化痰，加大半夏用量；加茯苓皮、泽泻清利水气；大黄、芒硝通腑泄热，珍珠母、代赭石、龙骨、牡蛎、青礞石等石类药物，镇肝降逆，豁痰开窍；加茵陈、生麦芽、川楝子疏肝柔肝，所谓"恩威并用"，效如桴鼓。

肾着汤、五苓散治疗下肢冷胀（巩和平医案）

患者，男，55岁。

症状：20年前煤矿工作，环境潮湿寒冷，随后出现下肢憋胀，遇冷加重，甚至累及心腹憋胀。近1年来坐冷板凳、吃寒凉食物，或环境寒冷，自觉一股冷气从腿部上穿到头部，随即憋胀，小便不利。舌质暗红，苔白满布，脉沉滑。

处方：肾着汤合五苓散加减。附子（先煎）15g，干姜30g，桂枝15g，猪苓12g，白术15g，茯苓30g，泽泻50g，代赭石30g，姜半夏30g，车前子（包煎）12g，党参12g，羌活12g，防风10g。

重用独活治疗椎管狭窄（张博医案）

症状：患者臀腿疼痛1年，加重1周。现髋部及以下肢体疼痛，伴麻木，走路腿麻明显，甚至整个脚掌麻木无知觉，无法行走。腰部CT示$L_{3/4}$、$L_{4/5}$椎间盘膨隆伴椎管狭窄。

处方：生白芍15g，当归30g，细辛3g，熟地黄30g，川芎6g，甘草15g，秦艽15g，党参15g，五指毛桃15g，补骨脂30g，骨碎补30g，制没药12g，续断15g，杜仲15g，防风10g，肉桂6g，牛膝（后下）15g，桑寄生15g，独活50g，茯苓20g，仙鹤草30g，土鳖虫10g，威灵仙15g，醋乳香12g，丹参30g，老鹳草15g。5剂。

服药5剂，肢体疼痛明显缓解，可长距离步行，脚掌麻木。

壮腰健肾丸合小青龙颗粒治疗腰痛、咳喘（巩和平医案）

患者，男，75 岁，居住于五台山。主诉腰痛、咳喘 10 余年。处方予壮腰健肾丸合小青龙颗粒。服药 1 个月，腰痛明显减轻，已无明显咳喘。家属诉"脱发 20 余年了，现在居然长出来黑头发了"。

按：壮腰健肾丸补肝肾，强筋骨；小青龙汤里有麻黄，改善微循环，桂枝温经通阳。

失眠、焦虑治疗验案

董某，女，27 岁。

症状：失眠，焦虑，易怒，噩梦。舌尖红苔厚白，脉不详（网诊）。目前口服 3 种镇静类药物。

处方：温胆汤、礞石滚痰丸、柴芍龙牡汤、甘麦大枣汤合用。竹茹 15g，枳壳 15g，陈皮 30g，厚朴 15g，茯苓（捣碎）60g，清半夏 15g，柴胡 10g，白芍 18g，玉竹 18g，生龙骨、生牡蛎各 30g，金雀根 30g，首乌藤 50g，徐长卿 15g，浮小麦 50g，生甘草 15g，黄芩 10g，郁金 10g，青礞石（包）30g，车前草 30g，生姜 10 片，大枣（切）6 个。7 剂。水煎服，日 3 次。

张博按：温胆汤、礞石滚痰丸化痰，柴芍龙牡汤治郁，首乌藤、徐长卿安神助眠，甘麦大枣汤安神。同类方合用并进，加强效果。

王幸福按：大方复进，重复用药。也是一种处方思路。

四味健步汤、阳和汤治疗下肢无力

张某，男，46 岁。2021 年 10 月 5 日初诊。

症状：右腿外侧至胯部麻、痛、凉，自感刺骨的冷，腿无力，脉右沉弱无力尺不足左沉滑，舌胖大苔白腻。既往肌肉萎缩（痿病）病史 3 年余，心脏起搏器植入术后，脑梗死病史。

处方：四味健步汤合阳和汤加减。远志 30g，石斛 30g，怀牛膝 30g，熟地黄 30g，生黄芪 150g，生麻黄 10g，肉桂 10g，白芥子 10g，生姜 10 片，鹿角霜 30g，干姜 10g，生甘草 15g，茯苓 30g，麸炒白术 15g，淫羊藿 30g，苍术 15g，陈皮 10g。

2021 年 10 月 26 日二诊处方：怀牛膝 30g，石斛 30g，远志 30g，生黄芪 150g，熟地黄 30g，生麻黄 10g，白芥子 10g，肉桂 10g，生姜 10 片，生甘草 15g，干姜 30g，鹿角霜 30g，麸炒白术 30g，茯苓 45g，淫羊藿 30g，陈皮 10g，苍术 15g，苦杏仁 10g，丹参 30g，炙乳香 10g，当归 30g，炙没药 10g。

按：麻黄汤、麻杏石甘汤、麻杏薏甘汤、大青龙汤等方，凡是用到麻黄的地方都加了杏仁，不仅是为了治喘。

兴奋烦躁，升压，房颤是绝对不能用麻黄的。用杏仁，除了平喘，还有一个很重要的作用就是为了防止麻黄的不良反应。杏仁治喘的作用是通过中枢神经，具有镇静的作用。所以处方麻黄的时候配上杏仁，有喘的时候可以平喘，无喘时防止麻黄的不良反应。古人不懂得镇静神经之类的东西，但在实践中发现麻黄和杏仁配伍，麻黄的不良反应就比较少；杏仁加进去后，可以抑制麻黄导致的心率加快。

此患者并没有喘的症状，因为要长时间用药，所以才加了杏仁。有高血压、房颤病史的，尽量不用麻黄，若需要用麻黄，可加杏仁。失眠的患者也不要用。麻黄用于解表定喘，作用比较突出，主要是开门解郁。在解郁方面麻黄走表，柴胡走里；表郁用麻黄，里郁用柴胡。

常文按：患者双腿沉重，有瘀斑，怕凉，可服用灵芝超微颗粒。

下肢静脉血栓效方（于杰医案）

病案 1　患者，女，80 岁。

诊断：右下肢静脉血栓。

处方：四味健步汤合四妙勇安汤、桂枝茯苓丸加减。

二诊：服用月余，基本痊愈。

病案 2　患儿，男，11 岁。

诊断：变应性血管炎。

处方：四妙勇安汤加减。

胆维丁乳治疗小腿腓肠肌痉挛（常文医案）

患者小腿腓肠肌痉挛。处方予胆维丁乳。

按：胆维丁乳对治疗小腿腓肠肌痉挛有特效，越年轻的患者，效果越好。一般当天即可见效，如果效果不明显，配合中药配方颗粒，白芍30～60g，木瓜30～60g，甘草10～30g。重症小腿腓肠肌痉挛，木瓜和白芍可以用到90g。

周厚田按：可以加威灵仙。威灵仙有疏松肌张力，解痉作用。

越婢加术汤治疗关节痛（常文医案）

患者，吉林省长岭县人。

症状：诉眼部水肿1个月余。现见眼部水肿，关节疼痛。类风湿因子阳性。

病机：风水袭表。

处方：越婢加术汤。麻黄9g，生姜10g，金银花10g，石膏30g，大枣20g，浮萍15g，甘草6g，白术15g，羌活10g。

四神煎、阳和汤、活络效灵丹治疗脉管炎

赵某，男，65岁。2021年10月12日初诊。

症状：左脚肿，左脉沉右寸关不足尺洪滑，舌淡苔白略厚。既往冠状动脉支架植入术，左下肢动脉硬化、闭塞，伴粥样斑块。

诊断：血栓性脉管炎（足疽）。

处方：四神煎合阳和汤、活络效灵丹加减。生黄芪60g，石斛30g，当归30g，生水蛭10g，生麻黄6g，干姜10g，路路通10g，茯苓30g，远志15g，金银花30g，生甘草30g，炙没药10g，炙乳香10g，虻虫10g，熟地黄30g，鹿角霜30g，生晒参（细）15g，夏枯草30g，怀牛膝30g，玄参30g，丹参30g，穿山甲（代）6g，桃仁10g，白芥子10g，桂枝30g，陈皮10g，香附15g。

二诊处方：怀牛膝30g，生黄芪60g，远志15g，石斛30g，金银花

50g，玄参 30g，当归 30g，生甘草 30g，丹参 30g，炙乳香 10g，炙没药 10g，穿山甲（代）6g，生水蛭 10g，虻虫 10g，酒大黄（后下）3g，桃仁 10g，生晒参（细）15g，白鲜皮 30g，牡丹皮 10g，木香 10g。

四神煎治疗右下肢胫腓骨骨折术后（吴依芬医案）

吴某，52 岁。

症状：骨折术后，反复右下肢酸痛，行走 200 米疼痛、乏力难忍，用药酒贴敷泡脚等均不见效，舌红苔白。既往高血压、高血脂病史。

处方：四神煎加减。黄芪 30g，石斛 30g，远志 15g，川牛膝 15g，丹参 20g，钩藤 15g，忍冬藤 15g，玄参 30g，薏苡仁 30g，山楂 10g。

服药 1 剂，已无明显疼痛。自诉可绕小区走 3 圈，约 3 公里。

肿瘤术后治疗验案

闫某，女，48 岁。2021 年 10 月 24 日初诊。

症状：诉左肾尿管上皮癌切除术后 1 年余。现有转移迹象，脉弦滑，舌胖大齿痕苔薄。

处方：竹茹 12g，枳壳 15g，陈皮 10g，清半夏 30g，茯苓 30g，生甘草 10g，柴胡 10g，当归 10g，白芍 12g，苍术 15g，生白术 15g，猪苓 15g，怀牛膝 10g，积雪草 15g，六月雪 30g，车前草 20g，瞿麦（巨）15g，萹蓄 15g，牡丹皮 10g，栀子 10g，生晒参（细）15g，海金沙 10g，琥珀 5g，白花蛇舌草 30g，益母草 30g，泽兰 30g，干姜 15g。15 剂。水煎服，日 1 剂。水煎 2 次混合后，取 600ml，日 2～3 次。

2022 年 10 月 6 日二诊：主诉臀部出疖子，口苦，纳呆，腹凉，小便频，尿酸高。脉弦滑，舌胖大有齿痕，苔薄。

处方：生黄芪 60g，当归 10g，升麻 30g，黄连 10g，黄芩 15g，清半夏 15g，干姜 15g，马齿苋 30g，秦皮 15g，生甘草 30g，土茯苓 60g，莪术 10g，川芎 10g，金银花 30g，连翘 30g，野菊花 30g，蒲公英 30g。10 剂。水煎服，日 1 剂。水煎 2 次混合后，取 600ml，日 2～3 次。

淋巴管炎治疗

崔某，男，66 岁。2021 年 10 月 19 日初诊。

症状：左脚肿，肤色较右脚深，小便黄，舌淡红苔略厚。

诊断：淋巴管炎。

处方：四物汤合四味健步汤、当归六黄汤加减。丹参 30g，益母草 30g，泽兰 30g，石斛 30g，赤芍 30g，怀牛膝 30g，生地黄 30g，当归 30g，川芎 10g，黄连 10g，黄芩 10g，栀子 6g，茜草 30g，生黄芪 90g，陈皮 10g。

2021 年 10 月 26 日二诊：服药 7 剂，左脚肿消，皮肤略痒，小便黄，舌淡红。苔略厚。

处方：丹参 30g，益母草 30g，泽兰 30g，石斛 30g，赤芍 30g，怀牛膝 30g，生地黄 30g，当归 30g，川芎 10g，黄连 10g，黄芩 10g，栀子 6g，茜草 30g，生黄芪 90g，陈皮 10g，白鲜皮 30g，地肤子 30g。

张博按：初诊重用黄芪，补虚托里生肌。

赵静按：初诊用药，四味健步汤是治疗脉管炎专方；当归六黄汤偏重滋阴补血，轻清热；重用黄芪，托表生肌；益母草、泽兰加强活血利水消肿；茜草、赤芍、川芎、陈皮等可除血中之湿毒。

二诊守方，患者较初诊多了皮肤略痒的症状，故在初诊基础上加了白鲜皮、地肤子。其中白鲜皮是治疗皮肤病专药，可修复皮损；地肤子止痒。

温清饮、黄连阿胶汤治疗手心裂纹（巩和平医案）

患者，男，71 岁。

主诉：手心皲裂 1 个月。

症状：手心皲裂，便秘，3～4 日 1 次。体格壮实。

既往史：2017 年因心肌梗死行冠状动脉支架植入术，2018 年 11 月，因咽喉不利诊断为声带息肉。

处方：温清饮合黄连阿胶汤加牡丹皮、白鲜皮、地骨皮、桑白皮、秦皮、老鹳草。

同时口服维生素 B₁、谷维素，早晚各 1 次，每次各 3 片。

按：金雀根、积雪草，可以降肌酐、降尿蛋白，肾病治疗重在活血。

膝关节疼痛积液验案

杨宏沛，男，57 岁。2021 年 10 月 12 日初诊。

症状：诉膝盖肿痛、积液近 1 年。现见膝盖肿痛、积液，脉左浮滑右浮滑略数，舌淡红苔白厚腻，舌上杨梅点。

处方：四神煎合活络效灵丹、阳和汤加减。生黄芪 60g，远志 30g，怀牛膝 30g，石斛 30g，当归 30g，丹参 30g，炙乳香 10g，炙没药 10g，生麻黄 10g，熟地黄 30g，炮姜 6g，白芥子 10g，鹿角霜 30g，生甘草 15g，肉桂 10g，砂仁 10g，陈皮 10g。

2021 年 10 月 26 日二诊处方：生黄芪 60g，远志 30g，怀牛膝 30g，石斛 30g，当归 30g，丹参 30g，炙乳香 10g，炙没药 10g，生麻黄 15g，白芥子 10g，熟地黄 30g，炮姜 6g，肉桂 10g，鹿角霜 30g，生甘草 15g，砂仁 10g，陈皮 10g，葶苈子 20g，茯苓 30g，泽泻 30g，麸炒白术 30g。15 剂。水煎服，日 1 剂。

按：远志，健脑增强记忆力。

抑郁失眠验方

刘某，女，43 岁。2021 年 10 月 14 日初诊。

症状：失眠，入睡难易醒，胸口痛，面部黄褐斑，月经量多，脉寸关浮滑，舌胖大水滑。既往抑郁症病史。

处方：柴芍龙牡汤合丹栀逍遥散加减。当归 12g，栀子 15g，牡丹皮 15g，白蒺藜 30g，首乌藤 50g，白芍 15g，茯神 30g，柴胡 10g，麸炒白术 30g，薄荷 6g，生甘草 10g，生姜 6 片，炒酸枣仁 30g，生牡蛎 30g，生龙骨 30g，合欢花 10g，金雀根 30g。

温胆汤治疗失眠

马某，男，46 岁。2021 年 10 月 14 日初诊。

症状：失眠，食后略胀，脉右浮滑左寸关浮滑，舌淡苔白齿痕。

处方：生甘草 10g，清半夏 30g，陈皮 10g，竹茹 15g，枳壳 30g，首乌藤 30g，茯神 30g，党参 15g，麸炒白术 30g，制胆南星 10g，金雀根 30g。

补中益气汤治疗困乏气短

魏某，女，45 岁。2021 年 10 月 28 日初诊。

症状：晨起困乏，气短，晚睡后自觉眼睛潮湿，咽喉不利，脉浮软，舌淡红苔薄白。

处方：补中益气汤加减。生晒参（细）15g，升麻 10g，生甘草 15g，生白术 15g，陈皮 10g，柴胡 10g，当归 12g，生黄芪 60g，干姜 10g，麸炒白术 15g。

2021 年 11 月 9 日二诊处方：生白术 15g，升麻 10g，生甘草 15g，柴胡 10g，陈皮 10g，当归 12g，生黄芪 60g，干姜 10g，麸炒白术 15g，藕节 30g，南沙参 60g，黄芩 10g，积雪草 50g。7 剂。水煎服，日 1 剂。

2021 年 12 月 7 日三诊处方：升麻 10g，生甘草 15g，生白术 15g，柴胡 10g，陈皮 10g，当归 12g，生黄芪 60g，干姜 10g，麸炒白术 15g，藕节 30g，南沙参 60g，黄芩 10g，积雪草 50g，麦冬 30g，清半夏 10g，大枣 3 个，党参 15g，泽漆 30g，牛蒡子 12g。

赵静按：晨起困乏气短，中气下陷，用补中益气汤；脉浮，嗓子不利，用小柴胡汤。补中益气汤重用黄芪，治疗晨起困乏气短；人参换成南沙参，兼润肺之功；藕节为止鼻血专药；黄芩清肺经之火；积雪草为结节类专药，针对肺部结节。

积雪草、泽漆为散结专药；肺热咳嗽用牛蒡子；麦冬、藕节、甘草养肺阴、清热；重用南沙参、麦冬滋肺阴补气，南沙参较党参凉。

独活寄生汤治疗坐骨神经痛（赵静医案）

王某，男，65 岁。10 月 24 日初诊。

症状：环跳穴处沉痛，晨起双下肢麻痹，不能动，活动后稍缓，至下午才能灵活活动。舌淡苔黄腻，舌底有瘀点。

处方：独活寄生汤加减。独活 45g，桑寄生 30g，杜仲 30g，怀牛膝 15g，细辛 10g，秦艽 12g，茯苓 15g，肉桂心 6g，防风 10g，川芎 10g，党参 10g，甘草 10g，当归 10g，炒白芍 10g，干地黄 15g，麻黄 12g，鸡血藤 60g。

服药 1 剂，艾灸 1 次，患者自诉疼痛好转 80%。

按：患者夜晚麻痹重，考虑是寒痛，即以阴病为主，坐骨神经痛兼下肢冷风湿痹不仁。

处方时要重用独活，否则效差。另外，坐骨神经痛多为坐卧湿地，感受寒湿所致，沿足太阳经脉发病。因此和太阳经气的不通有密切关系。麻黄能疏通太阳经气。根据临床经验，麻黄用量应该为 10～15g，考虑患者既往体健，无慢性病病史，最后用 12g，嘱服药时，每剂药汤分 3 次服下，疗效显著。

除口服汤药，还予以艾灸、按摩和泡脚等方法。随访发现，患者自觉膀胱经循行部位先通，继而是胆经，大腿外侧好了，内侧仍麻，可见麻黄行阳的作用很明显。患者还存在明显的肌肉粘连等问题，用按摩、冷敷贴等治疗。

阳和汤治疗背寒（赵静医案）

马某，女，67 岁。

症状：背寒，汗证，食欲不佳，有饥饿感，口干口渴，耳背，怕冷，膝盖凉，大便不成形，小便短黄，舌苔薄有裂纹。

治则：补肾温阳，活血通络。

处方：阳和汤加减。熟地黄 60g，鹿角胶（烊化）15g，麻黄 10g，炮姜 6g，桂枝 30g，炒白芍 30g，白芥子 15g，鸡血藤 60g，生甘草 10g，葛根 15g，首乌藤 30g。

按：患者背寒日久，超过 35 年，考虑为寒凝证。

阳和汤治疗腰腿痛（赵静医案）

李某，女，70 岁。10 月 24 日初诊。

主诉：腰部第 2 腰椎处疼痛 30 余年。

症状：腰部第 2 腰椎处疼痛，晨起口干，无口苦，咽喉不利，视物模糊，舌淡苔薄白，舌边有齿痕，中间有裂纹。

处方：阳和汤加减。熟地黄 30g，鹿角胶（烊化）15g，麻黄 10g，炮姜 6g，肉桂 10g，白芥子 15g，鸡血藤 50g，生甘草 10g，郁金 15g，生麦芽 30g，益智仁 15g，丹参 15g，骨碎补 15g。

按：阳和汤治疗阴疽证；郁金、生麦芽疏肝解郁；益智仁，缩尿，治疗耳聋；丹参、骨碎补治疗骨质疏松。

张博按：患者老年女性，骨质疏松，可用阳和汤合二仙汤。在生活调摄上，可以嘱患者或家属揉腹，一是因为胃肠功能紊乱会引起腰腿痛；二是因为腰大肌在腹直肌下方，揉腹容易放松腰大肌。

巩和平按：急性腰扭伤方为生白术 70g，威灵仙 30g，大黄（后下）30g。

扁平疣验方（巩和平医案）

马齿苋 30g，板蓝根 30g，红花 10g，当归 10g，金银花 30g，连翘 10g，紫草 10g，赤芍 10g，防风 10g，甘草 10g，柴胡 6g，白芷 6g，丹参 10g，牡丹皮 10g，薏苡仁 30g，葛根 15g，牡蛎 15g。

按：《河南中医》载消疣灵：黄芪 60g，党参 40g，败酱草 24g，蒲公英 30g，白花蛇舌草 30g，虎杖 15g，炮山甲 10g，皂角刺 10g，白鲜皮 18g，炙甘草 5g。

皮疹色红，有圆形现象者，加金银花、黄芩、重楼；疹色紫滞，皮疹范围大者，加三棱、莪术；瘙痒明显加蜂房、乌梢蛇。

去疣擦剂：狼毒 50g，藤黄 15g，硇砂 5g，紫草 15g。研细粉，95% 酒精浸泡 1 周后擦患处。

《人民军医》载大青叶合剂：大青叶 60g，马齿苋 60g，细辛 9g，蜂房 16g，黄连 9g，苍术 12g，陈皮 12g，苦参 15g，蛇床子 12g，白芷 9g。加水 1000ml，煎 200ml，每次用 30ml，加热后，用小块白布沾药，在患处用力涂擦。日 2 次。

反酸失眠验方（马愉晓医案）

王某，女，58 岁。

症状：因感冒期间口服蛇胆川贝液以及龙眼肉、大枣、枸杞子煎煮代茶，出现胃中痞满反酸，自觉呼出的气是凉的，症见胃中痞满反酸，失眠，大便干，脉左寸关尺沉细，右寸尺不及关沉弦，舌边肿胀苔黄腻。

病机：中焦寒热错杂，升降失常。

处方：半夏泻心汤合升降散、左金丸加减。大黄（后下）4g，姜黄 10g，蝉蜕 10g，僵蚕 10g，黄连 12g，肉桂 4g，黄芩 8g，姜半夏 12g，党参 10g，干姜 6g，紫苏子 15g，莱菔子 20g，鸡矢藤 30g，吴茱萸 3g，生甘草 5g。

服用 1 剂，症状全无。

按：考虑患者中焦寒热错杂，升降失常，用半夏泻心汤；便秘用升降散，既可以恢复气机升降，又可以治疗便秘；胃中嘈杂反酸用左金丸。诸方合用，1 剂而诸症除。

归脾丸、小柴胡汤治疗睡眠障碍

肖某，女，33 岁。2021 年 12 月 7 日初诊。

症状：眠差，易醒梦多，易疲乏，体力差，纳差，月经量少，脉右弦软细左脉细，舌淡苔薄。

处方：龙眼肉 15g，柴胡 10g，黄芩 10g，川楝子 10g，大枣 10 个，生甘草 10g，远志 10g，木香 6g，生白术 30g，生黄芪 60g，炒酸枣仁 15g，生麻黄 3g，党参 15g，茯神 30g，干姜 10g，当归 12g，首乌藤 50g，金雀根 30g。

赵静按：患者失眠，月经量少，考虑气血不足，用归脾丸益气补血，养脾健心。小柴胡汤去半夏，治疗内伤杂病，为协调和解剂，因患者胃寒，生姜换干姜；麻黄兴奋神经；首乌藤、金雀根为治疗失眠对药；患者纳差，故生姜换干姜以温胃；川楝子滋补肝阴。

师徒经验交流

黑腻苔

王幸福：我在《乡村医镜》中，发现一个秘方，治疗舌中后部黑腻苔，百治不效。一个游医，用白花蛇舌草和香附，治一个好一个。谁能分析一下这两个药的起效原理。

周厚田：白花蛇舌草清热解毒利水，生香附行气杀菌利水。

王幸福：黑腻舌苔是什么病机？为什么一般的补肾和利尿药不起作用呢？按照中医学理论提示黑是肾色，腻是水湿。

陈晨：黑腻舌苔，是因为机体免疫力低下引起的真菌感染和菌群紊乱。白花蛇舌草和香附油可抑制真菌。以后遇到中医学理论解释不充分的，可以按照这一思维方式。现代医学生理病理基础分析症状，发现有中药的药理作用，找到二者的契合点，进而推广扩大由点及面，经过临床验证有效后，就成了专方专药。

阳痿

患者，男，33岁。

主诉：排尿异常11年，阳痿7年。

症状：患者2011年无明显原因出现尿不尽，未予重视，2014年夏天出现早泄，2015年秋天出现阳痿，戒手淫后开始频繁遗精，出现会阴部、睾丸胀痛不适，精神焦躁，易怒多疑，西医诊断为慢性前列腺炎，服用补肾药后，不但无效而且病情加重。先后服用中药柴胡桂枝龙骨牡蛎汤、血府逐瘀丸、小柴胡汤等，效可，已无明显情绪问题、会阴部胀痛。既往手淫史7年，饮食嗜辣，爱喝啤酒、烧烤。症见勃起时间短，勃起不坚，早泄，抽插20次左右即泄。遗精，每周1～2次，开始时有梦而遗多，后来无梦而遗多。口干口苦口黏，纳可，不欲饮，大便正常，小便黄，尿无力，尿淋漓不尽，尿滴沥，尿线扁。阴囊潮湿，阴茎凉，开始时有滴白，后来无。夜尿1～2次。身高177cm，体重70kg。

处方：柴胡龙骨牡蛎汤合二加桂枝龙牡汤、龙胆泻肝丸、金锁固精丸。生龙骨、生牡蛎各30g，白薇10g，制附子（先煎）6g，白芍15g，生甘草10g，龙胆草10g，车前子（包煎）20g，川木通10g，黄芩10g，黄柏6g，栀子10g，当归15g，生地黄30g，泽泻30g，柴胡12g，芡实15g，莲须10g，莲心3g，沙苑子15g，金樱子30g，大枣（切）4个，生姜3片。7剂。水煎服，日2～3次。

按：方中黄柏和莲子心，虽说药味不重，但是很重要。

胡升华按：黄柏和莲子心，有中枢神经抑制作用。

吴依芬按：黄柏清下焦湿热，治疗阳亢；莲子心清心火，治疗小便问题。

魏庆富按：清心除烦，安心神，心神安宁，梦遗自止。

王幸福按：心动则遗，心不动则不遗。莲子心清心火。在治早泄和遗精上，用莲子心、黄连效果最好最有效。4个方子合用的想法是，大方复进，重复用药。上面的方子单独分开患者都用过，有的有效，有的没效。早泄在现代医学上考虑是性神经过度兴奋，黄柏有降低性神经兴奋的作用，临床不能多用，用多了会导致性反应不敏感，所以用量不大。

重楼妙用

王幸福：崩漏可以配合着宫血宁胶囊来用。为什么要这样用呢？

吴章武：宫血宁胶囊含有重楼，重楼治疗崩漏，有雌激素（黄体酮）的作用。

陈晨：宫血宁胶囊可以收缩子宫平滑肌，清热凉血止血的中药很多，在药理学的指导下选用止血的中药就会事半功倍。

徐艺齐：宫血宁胶囊，是由重楼组成的，具有凉血止血、清热除湿、化瘀止痛的功效。治疗因崩漏下血、月经过多、产后或者流产以后宫缩不良导致的出血、功能性子宫出血，属于血热妄行证者。因慢性盆腔炎、湿热郁结所致的少腹痛、腰骶痛、带下增多，子宫内膜异位症，妇科感染所引起的盆腔疼痛、痛经等情况都可以用宫血宁胶囊以止血、活血化瘀，收缩子宫。

王幸福：重楼含有雌激素，还能止血。从现代医学的角度理解更快、更直接、更明白，雌激素能促进子宫内膜生长，子宫内膜一生长，血就止住了，这是中西药同用的道理。既治标，又治本，标本同治。在崩漏中使用大量的补骨脂也是这个道理。需要凉性药的用重楼，需要热性药的用补骨脂。补骨脂也含有大量的雌激素和黄体酮，有温补肾阳的作用。在用药上，既要懂得药理作用，也要懂得中药的药性，把两者结合统一起来，临床上就会如虎添翼。

久咳不愈（余峰医案）

王某，82 岁。

主诉：咳嗽 1 个月余。

症状：久咳不愈，当地住院治疗，咳嗽未见明显缓解。既往心肺功能较差。

处方：紫菀 15g，百部 10g，桔梗 15g，生甘草 15g，陈皮 15g，白前 10g，荆芥 10g，款冬花（包煎）15g，炒紫苏子（捣碎）10g，茯苓（捣碎）20g，炒枳壳 15g，竹茹 15g，丹参 10g，旋覆花（包煎）10g，炒白芥子（捣碎）10g，炒莱菔子（捣碎）10g，全蝎 1 只，白僵蚕 5g，党参 20g，北沙参 30g，紫苏梗 15g。1 剂。北京同仁堂取药。

结肠癌睾丸冷痛（周厚田医案）

患者，男，61 岁。

症状：结肠癌，大便脓血，日 10 余次，后背冷如冰，睾丸冷痛。

处方：乌梅丸合吴茱萸汤加减。吴茱萸（焯水）30g，生姜 60g，大枣 12g，乌药 15g，炒小茴香 15g，干姜 30g，荔枝核 15g，党参 15g，葫芦巴 15g。

诸症好转。

许斌按：睾丸冷与厥阴肝经有关系，后背冷考虑太阴脾虚，可以用苓桂术甘汤合理中丸、桂枝加附汤、四逆散、败酱散加附子、薏苡仁、吴茱萸。

张博按：临床有两种情况。患者久病虚劳，肌肉筋膜韧带紧张，局部供血不好，故睾丸痛，此为真凉；患者自觉凉，实际不凉，是因神经压迫，造成神经感受异常，此为假凉。治疗上，以松解腹部肌肉筋膜配合中药松肌，改善循环，营养神经。腹部肌筋膜紧张可以传导到后背，这也解释了很多胸腹脏器疾病都有后背放射痛的原因。睾丸由精索悬吊，精索内含丰富的血管、神经等，可为睾丸提供血液供应并能支配睾丸。同治疗女性漏尿一样，有时手法松解相应的肌肉筋膜，效果立竿见影。

自汗病（贾伊宇医案）

患者，自汗不止，诸药无效。吃甲鱼，愈。

张博按：甲鱼含钙，临床有利用甲鱼骨研制活性钙的相关研究，钙离子可以稳定神经。甲鱼还可以补虚，对虚性神经兴奋，出汗有很好的作用。

龙骨、牡蛎，这两种物质是耦合钙，钙离子容易释放，从而起到稳定神经细胞的作用。考虑鳖甲现代医学作用机制是经过消化吸收，更好地利用钙离子，起到稳定神经细胞，即镇静息风的作用。龙骨、牡蛎增加细胞兴奋难度，稳定神经细胞效果好。

牙痛含漱方（余峰医案）

症状：患者牙龈肿痛，舌苔白腻。

处方：地骨皮 50g，牡丹皮 10g，炒栀子 15g，炒苍术 20g，花椒 3g，细辛 3g，荆芥 10g，薄荷 10g。

煎法：上方，前四味先煎 20 分钟左右，接着下后四味，同煎 10 分钟左右。冷却后即可含漱。

患者诉昨日下午用药，今早十去八九。

按：此为牙痛含漱小妙方。患者因肿，加炒栀子；因舌苔白腻，加炒苍术。

慢性鼻炎

症状：患者慢性鼻炎多年，久治不愈。

处方：柴胡15g，黄芩10g，炒紫苏子20g，党参20g，大枣（去核）5个，生甘草10g，桂枝20g，制苍耳子10g，辛夷花（包煎）10g，白芷10g，薄荷（另包，后下）10g，荆芥（另包，后下）10g，防风10g，银柴胡10g，乌梅10g，五味子10g，石菖蒲10g，炒酸枣仁（捣碎）30g，生姜5片。1剂。深圳北京同仁堂取药。

中成药：补中益气丸1瓶（盒），藿香正气口服液（太极，10支装）1盒。

妊娠呕吐

吴章武：妊娠呕吐，用半夏厚朴人参生姜汤。

张博：半夏、厚朴都有镇静效果，半夏还可以抑制腺体分泌，生姜止呕。

小面积创伤

中成药：穿心莲片、云南白药胶囊。

主治：小面积水火烫伤及小面积创伤。

特点：简单高效，止痛止血迅速且不留瘢痕！

我原来在基层工作时，用此方的频率非常高且几无失手，今借恩师之恩惠，特奉献出来，供大家惠用。

腰椎间盘突出

症状：左臀部、脚疼痛。

辅助检查：腰4、腰5膨出，腰5、骶1突出。

张博按：治疗时，先要明确腰腿痛和椎间盘膨出、突出的关系不大，

183

只有不到 10% 有关。然后，要懂解剖，根据痛点迅速明确是哪条肌肉有问题，查体时重点检查病肌的肌腹，而不是疼痛点（往往是肌肉附着点）。治疗也是在肌腹治疗，而不在肌腱治疗。

汤方治疗也很有效，把经典名方按照松解肌肉、解决粘连、消除水肿、修复神经、镇痛、改善循环的角度重新认识理解。建议学习柳健院长的腰椎诊断，明确哪种腰痛可以保守治疗；哪种一定要手术，千万不能用手法。体格检查、神经系统检查可以和骨科的医生学习一下。

贝赫切特综合征（李志佼医案）

患者，48 岁。

主诉：贝赫切特综合征 6 年。

症状：6 年前诊断为贝赫切特综合征，持续用药（激素类）5 年左右，目前口服醋酸泼尼松片（日 1 次，日 2 粒）。症见口苦，口干，二便正常，血压正常，脉缓。

处方：半夏泻心汤加减。

服用后时好时坏。

吴依芬按： 可以用甘露消毒丹合皮炎解毒汤，加口苦三药（龙胆，牡蛎，柴胡）。

巩和平按： 甘草泻心汤合百合知母地黄汤、小柴胡汤加枸杞子、蒲黄、苍术。丘疹色红时，可加桑白皮、地骨皮、紫草。

王幸福按： 贝赫切特综合征，症状为口腔溃疡、眼炎、外阴溃疡，并且溃疡非常顽固，还有鼻腔溃疡、食管溃疡、肠溃疡、发热、结节性红斑、系统性损害等。现代医学主要使用皮质激素、柳氮磺胺吡啶（SASP）和沙利度胺治疗，可较快控制病情发展，但减药很难。停药后常复发，长期使用有许多不良反应。

中医学称狐惑病，像狐狸迷惑那样，变化较多，治疗的方法较多。我在此基础上，研制了芩连土茯苓汤，主要有地黄、黄芩、黄连等，对抑制口腔溃疡有较好的效果。

本病的病理基础为黏膜皮下之栓塞性血管炎，故还必须用具有抗栓血管炎作用之药，如生地黄、莪术、郁金、牡丹皮、赤芍、水牛角、金雀根等。

急性胆囊炎（周厚田医案）

症状：患者外出回家后出现右上腹绞痛，继发呕吐黄色苦味呕吐物2次，坐卧不安，冷汗出，脉弦，舌边红，苔微黄。

针灸处方：阳陵泉，足三里，太冲，胆俞，肝俞，期门，合谷，董氏奇穴（木枝、木全）。急性期，用泻法，强刺激。

草药处方：4号药丸（四逆散为主）。柴胡15g，黄芩12g，炒枳实10g，白芍60g，甘草30g。共粉碎末，包煎。

针后10分钟左右，疼痛、呕吐缓解，药物服下约30分钟，疼痛、呕吐基本消失，患者安然入睡。

肾结石方治疗老花眼（高卫东医案）

症状：患者因肾结石来诊，伴眼花，视物模糊，汗多，小腹坠胀，夜尿频。

处方：茯苓20g，泽泻15g，海金沙30g，郁金10g，金钱草30g，鸡内金10g，怀牛膝30g，威灵仙15，猪苓20g，滑石粉20g，楮实子10g，茯神15g，冬葵子15g，萹蓄15g，茺蔚子30g，黄芪15g，白术12g，防风12g，浮小麦30g。

患者诉服药后眼花明显改善，既往工作看电脑需戴200°左右的老花镜，近期大部分时间可以不用带。夜尿频缓解，小腹坠胀感改善。

张博按：方中有五苓散，统治全身水病。患者眼睛中亦有水液，还有眼花、小便不利的问题。郁金通过疏肝来明目；牛膝可以修复末梢神经；防风改善末梢循环，在眼科奇书治疗眼病和八味大发散中均有防风。通过本例医案，提示临床中遇到老年眼病，要同时考虑二便，尤其是小便有没有不适症状。如果只治眼病，忽略小便不利问题，治疗效果可能会打折。

小儿通便退热（吴章武医案）

小儿发热，大便干。处方予小柴胡颗粒。

嘱服用火龙果通便，以达到热从大便走。患儿反复发热 2 次，均热退。

软组织损伤，肿胀应用经验

周厚田：云南白药外敷；或虎杖、大黄、栀子、龙血竭，研末外敷。

张博：七厘散，酒精调敷，配合艾灸。

巩和平：除中药外用，还可以内服温清饮。

急性脚踝扭伤验方

忍冬藤 250g，生大黄 100g，白酒 500ml。1 剂。水煎外洗。

余峰按：急性脚踝扭伤验方。煎好后，先用热气熏蒸，适温时再泡脚。外用的方药，严禁内服。

类风湿关节炎（吴章武医案）

症状：双手不能握拳，肿痛。

处方：桂枝 12g，炒白芍 20g，知母 12g，麻黄 5g，生姜 10g，甘草 10g，白术 10g，防风 10g，熟附子（先煎）15g，僵蚕 10g，醋鳖甲 10g，全蝎 3g，土鳖虫 10g，地黄 30g，延胡索 20g。3 剂。水煎服，早、中、晚饭后半小时口服，1 次 150ml。另药渣留用泡手 20 分钟。

家属反馈，患者服药后双手可以握拳，轻松了很多。

吴章武按：地黄为重点药，治疗风湿、类风湿效果显著。地黄有抗炎、改善免疫系统的影响，对淋巴细胞，尤其是 T 细胞、单核吞噬细胞有影响，类似"填骨髓"。地黄是中药里的天然激素药，且无激素药的不良反应。

持续高热

症状：患者持续高热 1 个月余，住院治疗，开始腋下体温 42℃，口腔及皮温都正常，后口腔与腋下体温都是 40℃以上，偶尔降至正常。各项检查均未提示异常，先后使用了退热药、激素、物理降温等治疗，均无明显效果。症见高热，头晕，咳嗽少痰，舌淡红，苔白薄腻，脉浮滑数。

病机：温邪犯肺，渐入气分。

治则：清气透卫，宣肺解表。

处方：升降散加羚羊粉 1g，冲服。安宫牛黄丸（1 丸）、牛黄清心丸。

服药后体温恢复正常。

胡德禹按：用安宫牛黄丸，考虑兼有惊厥抽搐神志异常，证属暑湿挟暑风，可用新加香薷饮。

王幸福按：用甘露消毒丹，可能效果也比较理想。

关于某些症状和疾病，要多熟悉一些方剂，古人针对各种疾病和症候群，都有自己的经验，且是专病专方，效果卓越。临床不要苛求中医学理论，认识中医几千年的方剂和药物的实践，可以用现代医学的病名对应中医学症候群。现代医学的病和中医学的症候群相一致，就可以大胆用古人的方剂和药物去治疗。现代医学对疾病的认识是比较深刻的，但是现代医学研究药物的方法和程序太复杂，所以一定程度上跟不上临床的发展和使用。中医治疗更有优势。利用西医的诊断和中医的辨证加上治疗，这是中医学的发展方向。

张博按：中药选取、制备上，颗粒剂要优于传统熬煮，且安全无毒。

王幸福按：免煎颗粒最好能进一步的发展，不仅是单味药，对一些基础方子，也可以进行整体的萃取，临床用药可以在基础方上进行加减。

许斌按：针对辨病结合辨证的思想，然后随症（症状）加减的一些认识。辨病是对疾病核心病机的高度提炼，容易形成专方；辨证的核心是机体对疾病的生理病理免疫应答而体现出来的证；症状就是或然症，小柴胡汤之或胸中烦而不呕，或渴，或心中悸等。必须先辨病，现代医学的病能明确最好，因为现代医学对疾病的研究更透彻更系统。无论中医西医，疾病都分为三类，形质、气化、神质，如腹胀，抑郁症可以引起，肿瘤可以引起，消化不良也可以引起，必须先搞清腹胀的病因，不能把肿瘤引起的腹胀当作消化不良来治，那就误人误己了！

流感

近期流感严重，从中成药和汤剂两个方面来分享处理流感的经验用药。

主要症状：发热、咳嗽、浑身酸痛等。

中成药基础方：小柴胡颗粒、连花清瘟颗粒、感冒清热颗粒。

患儿，用小儿柴桂退热颗粒；全身酸痛者，加维 C 银翘片（因此药含有西药成分，是一款中西医相结合的中成药，所以服用此药严禁开车、高空作业和一切的户外工作与活动，严禁饮酒）；咳嗽属于痰热者，加复方鲜竹沥口服液；咳嗽属于寒痰者，加藿香正气口服液。感冒期间饮食需清淡，多饮白开水，好好休息。

方药基础方：咳嗽为主要症状者，止嗽散合小柴胡汤、三子养亲汤；发热为主要症状者，小柴胡汤合白虎汤（加人参汤）、麻杏石甘汤。

上述症状甚者，加犀角地黄汤；更甚者，加安宫牛黄丸（北京同仁堂）；更甚者还可以选择针刺放血疗法进行治疗。

气分热甚者，主药为生石膏和生地黄；血分热甚者，主药为牡丹皮和生地黄。

余峰按： 以上经验用药，效果较好，但在临床中需要因人、因地、因时进行辨病与辨证（症）相结合施治。如方药基础方中麻杏石甘汤，如果是高血压患者要严禁使用麻黄，可以使用紫苏叶替代麻黄。

中成药颗粒剂，使用得法，效果很好，取效很快。《伤寒论》桂枝汤中提到"上五味三味㕮咀"，我认为"㕮"是一个错简字，考虑竹简上抄阅，年代久远，应该是"㕮咀"。"三味"应该是"五味"，前后一致。"㕮，咀"两个字，是说把五味要尽量弄细、弄碎一点，不要那么大块，不要那么厚。

中药饮片炮制时尽量的细小一些、薄一些，煎煮的时候，"微火煮"，药材的有效成分就能够更充分的析出。所以很多中药颗粒饮片效果好。

我们可以尊古，但不要泥古，我们要从古人的思维里面提取更纯的思想、理论和经验为我们所用，但是根基不能丢，一定要建立在传统中医理论的根基之上。用理论指导实践，再从实践中验证理论、提纯理论、总结理论！

磨牙

治疗小儿磨牙的经验分享。

陈晨：小儿磨牙也是一种抽，牙和足跟都和肾脏有关。临床用保和丸加龟甲、蝉蜕，效果可。

吴章武：曾治疗一14岁患儿，中学二年级，因为磨牙被宿舍同学投诉到老师处，妈妈实在没办法，准备租房子走读。后来从脾胃健胃消食入手，就诊3次，服药15天，已无明显磨牙。

赵鹏飞：小儿磨牙，在调理脾胃的基础上加芦根，清肺胃之热。

许斌：小儿磨牙可以用抑肝散，包括患儿夜间眠差，翻来覆去不睡觉，以及反复清嗓子的，都有效。

治疗智齿冠周炎所感（杨弘彬医案）

杨某，2022年6月30日初诊。

症状：突发急性牙痛，痛之剧烈，无法忍受，口不能张，语不能言，身不能卧。

诊断：急性胃火牙痛。

处方：进退黄连汤。二丁颗粒，布洛芬缓释胶囊。

针灸穴位：内关、合谷、颊车、下关。

1小时后稍有缓解，解不足言。查体发现智齿。遍寻各省级医院口腔科大夫，都不能解决刻下疼痛问题。身边朋友推荐自己家楼下一小门诊，诊后只看了一下口腔判断为智齿原因后，进行输液和口服药物，10分钟左右疼痛消失。

按：临床中，患者最急切的是解决当下的问题，只有能解决患者当下最关注的问题才是最好的大夫。

胃寒中医药膳方

党参 10g，干姜 3g，砂仁 3g，白胡椒（打碎）3g，龙眼肉 10g，鲜山药、猪肚适量，生姜 3 片，新会陈皮 1 个，黄酒 25ml。同煲至糜烂状（入口即化），起碗时，调好味，适量加点葱花即可食用（一定要趁热食用方好）。

余峰按：此药膳方源于《金匮要略》之大建中汤。

组成：蜀椒、干姜、人参、胶饴。

条文：心胸中大寒痛，呕不能饮食，腹中寒，上冲皮起，出见有头足，上下痛而不可触近，大建中汤主之。

取其方义，运用到餐桌之美膳，既享受了美食又缓解了身疾之苦。临床运用技巧如下。

胃寒者，舌质偏淡红，舌苔白且稍腻，舌体水滑，面色无华且唇淡白，腹部触之偏凉且软。如见上述之证候者，可用此药膳方调理。大便不畅且偏硬者，加酒大黄 3g；长期腹泻者，干姜可倍量；有糖尿病者，加酒黄连 3g。临床中，观其体质，察其舌脉，知患何逆，随症调之。

也常用此药膳方调理女性虚寒性痛经，效果好，需在原药膳方的基础上，加小茴香 3g。

臀部湿疹（余峰医案）

治法：刺血疗法，加中药膏外涂，加中药内服、外泡。四管齐下，疗程短，效果佳。

处方：苦参 60g，蛇床子 30g，百部 30g，益母草 30g，野菊花 30g，地骨皮 30g，枳实 30g，徐长卿 30g，地肤子 30g，路路通 30g，白蒺藜 30g，芙蓉叶 30g。1 剂。外泡、内服中药方。头两煎外用，后两煎服用 200ml 左右，剩下的就外用。该方前六味中药是王幸福老师的经验方。

张博按：芙蓉叶可以治疗糜烂性胃炎、鼻炎。芙蓉叶具有抗炎、镇痛、抑菌、抗呼吸合胞病毒、抗乙肝病毒、治疗肝损伤等作用。木芙蓉叶临床应用于鼻炎、急性乳腺炎、滴虫性阴道炎、霉菌性阴道炎、流行性腮腺炎、滑膜炎、疖、痈及痛等病症，疗效显著。

膝关节炎（余峰医案）

症状：膝关节疼痛，当地医院建议手术。

处方：黄芪 75g，怀牛膝 25g，川生膝 15g，忍冬藤 25g，石斛 15g，鸡血藤 25g，伸筋草 25g，透骨草 15g，大枣（去核）9 个。每剂药用水 9 碗，大火煮开，小火煮 1 小时，煎好备用。

蜈蚣 3 条，全蝎 15 个，研粉混合，每次用 1g，同上方冲服。饭前服用。

便秘（张博医案）

患者，女，便秘，大便不畅，腹胀。处方桂枝茯苓丸。服药 1 次，便通，腹胀消失。

余峰按：桂枝茯苓丸是针对下焦腹腔血热蕴结的良方、高效方。它的方证靶向位是人体下腹部，桂枝、茯苓、桃仁主要治疗下焦瘀血，牡丹皮、赤芍治疗热毒蕴结。茯苓味淡渗湿，其渗透力极强，就像是一位特工一样，渗透敌人的核心位置，从而进行高效稳妥的工作，药效平稳且高效，这味中药是此方的晴目之药。

袁文思按：桂枝茯苓丸，可以看作五苓散和桃核承气汤的加减方，既有五苓散调节水代谢的作用，又有桃核承气汤导瘀血（瘀热）的作用；五苓散治疗水代谢异常出现的便秘，桃核承气汤治疗瘀热，也促进肠蠕动。

张博按：肠道血供不畅，水分渗透就不足，瘀热内结，致血供减慢，代谢产物堆积，久病多瘀。桃仁可扩张血管；抗凝及抑制血栓形成；润肠通便。桃仁中含 45% 的脂肪酸，可润滑肠道，利于排便。桃仁提取物可刺激肠壁，增加肠蠕动，从而促进排便。

耳聋耳背养生茶（赵静医案）

黄芪、灵芝、石斛、怀牛膝、羌活、丹参、桑椹、陈皮。

适应证：老年人咽炎，听力下降。

赵静按：灵芝对神经系统有修复作用，石斛、怀牛膝、羌活改善微循环；老年人血压高者，加丹参、桑椹、陈皮。

张博按：养生茶，中年人也可以替代传统茶叶，久服身轻。大部分疾病的治疗都离不开对末梢神经、血管的修复，肌肉的松解，筋膜的润滑。《神农本草经》上篇，多数药都有久服身轻的效果，可以用现代药理好好研究一下。

贾伊宇按：自服代茶饮。黄芪、石斛、灵芝、陈皮、地黄、枸杞子、茯苓、党参、麦冬、黄精、蒲公英。

天行赤眼（余峰医案）

俗称红眼病。

处方：桑叶 5g，白菊花 5g，枸杞子 10g，夏枯草 5g，西洋参 5g，麦冬 10g，陈皮 1 个。夏桑菊颗粒 1 袋。

中午服药，药后 2 小时左右好转。

按：疾病虽小，但在治疗方面要做到精准快速、高效速效，这样就可以大大的提升门诊流量，增强患者的信任度。

荨麻疹（李静医案）

处方：过敏煎合四逆散、黄芪赤风汤。银柴胡 10g，防风 15g，乌梅 10g，五味子 10g，柴胡 15g，枳实 15g，白芍 10g，甘草 10g，黄芪 60g，赤芍 15g，地肤子 30g，牡蛎 30g，路路通 30g，徐长卿 30g。

服药后皮疹明显好转。

头痛恶心，目痛

患者，女，21 岁。

症状：晨起头痛，目胀，午后恶心欲呕。

处方：小柴胡颗粒。

患者下午 6 时服药，8 时愈。

张博按：少阳证，柴胡一定不能少量。临床可以根据患儿病情不同，以方测症，以症选方。

怪病（十二指肠溃疡）（巩和平医案）

患者，男，60岁。患者约1年前在本村戏台拉二胡时稍有身体抽搐，未予重视，随后逐渐加重至今，近半年出现发作性，自后背颈部到双下肢再延伸到双足的收缩拘挛与展放扩张感，每次持续20分钟左右，加重3个月。诉收缩紧急发作时感觉背部起了大疙瘩肉团，紧接着展放发作时又是痉挛抽搐感，同时伴有自觉性的疼痛，背部如盖着乌龟壳样紧张，受凉受热均发作，情绪紧张时发作明显，饭前经常出现，饭后缓解。发作时望诊触诊其身体均如正常样，其中左侧足大趾略有强直同时自觉双足指卷曲感，无外伤无浮肿。闻诊无特殊气息，不欲饮食，睡眠也差，大便偏干。舌淡苔黄厚脉弦滑沉。体型偏瘦。期间曾在山大一院、二院住院治疗，诊断为精神神经类问题（具体不详），但治疗无果，随后出院又住院省针研所，针灸治疗效果一般。检查无器质性疾病。

张博按：饭前出现，饭后缓解，可以考虑十二指肠溃疡。患者偏瘦，腹痛、不欲饮食、苔黄厚、眠差，提示胃肠问题，精神紧张、焦虑不良情绪也是引发十二指肠溃疡的重要原因。十二指肠溃疡多数发生在球部，如果发生在球部前壁，患者一般有上腹痛而无后背疼痛；如果在球部后壁发生溃疡，患者一般会出现后背疼痛；如果是后壁穿透性溃疡则疼痛明显且持续。胃肠功能紊乱可以通过筋膜链传导到枕后疼痛。这种疼痛很典型，胃酸刺激就会发作。抑酸、黏膜修复可以很快缓解症状。抑酸药（奥美拉唑）、保护黏膜药、抗感染药，可以快速缓解症状，但治愈时间长，没有中药快。疼痛缓解，脚趾头就好了。过去我们认为足三里是胃经合穴，可以辅助消化功能，关铃教授认为足三里是通过肌筋膜链对腹部产生影响。足三里又刚好是趾长伸肌起始部位，所以腹部问题可以直接传导到脚趾。日本经方家善于查腹，原来在半岛（青岛）经方群，也有黄煌教授的学生专门讲过查腹用方，去日照时也在张虎师兄书架上看到了伤寒腹诊的书。

胸痛

巩和平：地奥心血康胶囊，治疗胸闷、气短、胸痛，效果好。可以配合血府逐瘀胶囊，效佳。

王幸福：学生反馈，曾治一名冠心病患者，用血府逐瘀汤，加红景天 12g，患者反馈效果好。

小儿肠系膜淋巴结大，慢性腹痛（吴章武医案）

症状：一患儿，肠系膜淋巴结大、慢性腹痛，伴呕吐，服用中药后呕吐止，仍有腹痛，反复发作。

处方：桂枝加厚朴杏仁汤，加薏苡仁 30g。

二诊：患儿症状缓解。

许斌按：查颈部有没有淋巴结肿大，患儿有没有消瘦、纳差、多汗、反复感冒的症状，如果有，考虑伴有 EB 病毒感染，要用专方专药，百日为期。

周厚田按：可用柴胡达原饮，加积雪草、泽漆。

许斌按：可以加大薏苡仁剂量，薏苡仁是针对 EB 病毒的专药。这个病病毒感染因实致虚，须采取攻法为主，补法为辅。

魏庆富按：可以用四逆散，加红藤、全蝎。根据患儿病情，选择解毒药、助消化药，鸡矢藤、刘寄奴。

夏文芹按：传染性单核细胞增多症，是 EB 病毒感染，主要是儿童感染多，症状不典型，辅助检查是异性淋巴细胞增多。

张虎按：可以用小建中汤。当归 20g，黄芪 30g，桂枝 15g，白芍 30g，生姜 10g，大枣 10g，炙甘草 10g，饴糖 60ml，香附 20g，甘松 15g，薏苡仁 30g，木瓜 20g。

还可以用理中汤，效佳。制附子（另包，先煎 45 分钟）10g，干姜 10g，太子参 25g，炒白术 12g，炙甘草 5g，柴胡 10g，防风 10g，黄芩

8g，香附 10g，小茴香 10g，紫苏叶 10g，厚朴 10g。

若内有积滞，外感风寒，素有脾虚，舌苔厚腻、手心热者，用桂枝厚朴杏子汤方；舌淡苔白，偏于寒者，用理中汤，加柴胡、黄芩、紫苏叶、小茴香、厚朴、防风；舌质瘦，偏于阴虚者，用黄芪建中汤加薏瓜散，痛加香附、甘松，食欲差加生内金、炒白术。

许斌按：中成药猫爪草胶囊，有消除肿大的淋巴结作用。肠系膜淋巴结肿大导致的腹痛，可以用通便之法，用四磨汤口服液就可以缓解腹痛，唯肿大的淋巴结消除需要时间。

巩和平按：头晕伴呕吐，用小柴胡汤，或柴胡桂枝加厚朴杏子汤。

许斌按：从症状上讲，这个病呕、痛、秘；从病机上讲，实则阳明，虚则太阴。故治疗时，偏实者，适合柴胡达原饮；偏虚者，用桂枝汤、建中汤（时腹自痛）。大多数肠系膜淋巴结肿大的患者都便干、便秘，治疗时需要通腑，用桂枝加厚朴杏子汤，厚朴理气通腑，杏仁润肠通便，通腑通便，腑气一通，症状缓解。患儿伴呕，用柴胡桂枝汤，也能治腹中痛。后续症状完全缓解后，要解决淋巴结肿大问题，否则受凉感冒后容易反复发作，可以用散结的药物，蜈蚣、僵蚕、山药（若苔腻把山药换成薏苡仁）、鸡内金等，攻中带补。

卵巢囊肿，盆腔积液（陈晨医案）

患者左下腹痛，诊断为卵巢囊肿、盆腔积液。处方予双合汤，结合冷敷贴。复诊卵巢囊肿、盆腔积液均消失，已无明显左下腹痛。

按：诸多妇科问题，如囊肿、肌瘤、积液等，均可以用冷敷贴，适合血瘀、气滞、寒凝者。

小儿抽动症（李静医案）

患儿，8 岁。

诊断：小儿抽动症

处方：谷精草合剂。

一诊：效果明显，现偶尔有清嗓、擤鼻子等症状。

按： 选用李发枝老师的谷精草合剂，组成为谷精草12g，木贼草10g，青葙子10g，辛夷花（包煎）10g，僵蚕10g，蝉蜕10g，黄芩6g，葛根20g，白芍20g，淮小麦30g，大枣3个，甘草10g。

张博按： 可以检查一下颈椎，很多诊断为抽动症的孩子，用药无效，其实是颈椎问题。

胃食管反流病外治法探讨

刘金虎：灸膏肓，治疗胃食管反流病有特异性作用。诊治时，要辨明病机。阳明病，即胃本身的问题引起，可灸膏肓或针至阳、胃俞；太阴证，即肠蠕动缓慢影响到胃蠕动引起的胃反，伴舌水滑胖大有齿痕，可灸关元；少阳证，即胆汁反流引起的胃反，伴有口苦、食欲不振，可以针刺阳陵泉；厥阴证，即肝胃不和，伴胁肋有压痛，或叩痛，或自觉胁肋不适，可以针刺期门穴。

临床中，少见单纯病机的反流，基本上都是错杂证，从一个角度出发，虽治疗有效，但是容易复发。应该按照脾胃同病，或肝胃病、胆胃病、水气病的病机治疗。

关铃：可以用手法松解筋膜治疗。

唐伊：用手法，或者针灸松解食管口附近的张力有效，松解胸廓的张力对情绪障碍有效，考虑是肝气郁结。

张博：受各位老师教育启发，治疗疼痛患者先检查腹部。胃食管反流病还是解决整体问题，胃的紧张收缩、痉挛，会因压力增加，致胃液反流。

半夏泻心汤常用于治疗胃食管反流，半夏通过镇静作用减少胃酸分泌，甘草修复胃黏膜，减少胃黏膜受刺激疼痛引起的胃部痉挛。内治的医生也要检查腹部，可以结合外治方法。纯手法、针灸可以解决胃肠紧张，但对于胃黏膜损伤治疗效果不明显，如胃、肠溃疡。

厚朴、白芍都可以缓解平滑肌张力，所以也可以用半夏厚朴汤来治疗胃痉挛引起的食管反流。

重楼对Hp感染也很有效。

胃型哮喘（付东升医案）

症状：恶心、反酸、上腹部烧灼痛。

病因：胃食管反流，胃液吸入气道引起。

诊断：胃型哮喘。

处方：基础方加抑酸药。海螵蛸、瓦楞子、浙贝母。铝碳酸镁片（达喜），嚼服，快速抑酸。

按：胃型哮喘，主要是治疗胃病。

胃型哮喘是由胃食管反流引起的一种呼吸系统疾病，即哮喘合并胃食管反流病。胃型哮喘的发病机制是胃液吸入气道，刺激食管迷走神经的传入神经，使支气管痉挛，从而引发哮喘。胃型哮喘的主要表现为夜间咳嗽、喘鸣、胸闷、喘息、恶心、反酸、上腹部灼痛等。胃型哮喘治疗方法主要有一般治疗、药物治疗、手术治疗。胃型哮喘可并发急性吸入性肺炎、肺脓肿、急性呼吸窘迫综合征等疾病。胃型哮喘的预后与病情严重程度、有无并发症、治疗时机、发病年龄等因素有关。

张博按：很多患者是因为消化系统问题，引起腹肌、膈肌筋膜紧张，向上牵拉胸肌，影响呼吸。

急性痛风（余峰医案）

症状：患者痛风急性发作，痛到难以忍受。

处方：四妙丸 1 盒。

中药代茶饮方：生黄芪 30g，忍冬藤 30g，姜竹茹 30g，酒大黄 10g，萆薢 10g。1 剂。

二诊：上午痛发，服药后，下午痛止。

养生茶方（余峰医案）

养生茶方：黄芪、党参、沙参、丹参、陈皮、白豆蔻、巴戟天。

吸烟，加沙参；喜喝绿茶，可以加杭白菊清肝热、散头风。

按照身体状况和体质来决定养生茶方组成，兼顾口感、色泽等。运动之前、运动之后，各饮用一大杯热药茶。

素食者对动物药过敏，腹泻

患者，女，刮痧后出现全身发痒，予加味龙胆泻肝汤，瘙痒止。后复发瘙痒，予乌蛇荣皮汤，服药 1 剂，不到 5 分钟，呕吐、腹泻，考虑患者为素食者，对动物药过敏。症见皮肤发烫、瘙痒，皮疹呈团状，既往服药后，瘙痒日轻夜重，现日夜均甚。

董生岐按：长年吃素的患者，不适合用动物类药，用则必吐。

王幸福按：长期不吃荤食，会引起衰老和皮肤皱褶。

杨弘彬按：曾经看过一个侠医缪希雍的医案，选用黄牛肉打粉后服用，脱脂。

贾伊宇按：长期吃素，吃肉就呕吐，有点类似于异体蛋白过敏。曾学习杨桢教授医案，有人吃了野生肉，回家爆发湿疹，缠绵不愈，是异体蛋白过敏，考虑吃肉后，引起肠道应激性，发生呕吐，是人体自我保护机制启动的反应。

曾学习贾海忠弟子医案，风疹久治不愈，患者喝酸奶后好转。"皮肤病多是胃肠道的感染所致，邪气从消化道部位侵入，经血脉运载，对皮肤腠理造成损伤"。酸奶可调整肠道菌群，改善消化道功能，通便，以治疗皮疹。

噩梦方（赵静医案）

患者，女。

症状：夜间噩梦几十年，经常晚上吓醒。

处方：龙骨、牡蛎、苍术、徐长卿、蝉蜕。

服用 5 剂，噩梦止。

巩和平按：口苦三药：龙胆草、牡蛎、柴胡。

淋病三药：白头翁、怀牛膝、竹叶。

疱疹三药：升麻、玄参、威灵仙。

止痒三药：地肤子、徐长卿、路路通。

足跟痛三药：威灵仙、楮实子、龟甲。

阳痿三药：蜈蚣、白芷、九香虫。

驱鬼三药：苍术、徐长卿、蝉蜕。

安神四药：酸枣仁、首乌藤、合欢花、延胡索。

中风后遗症

医案 1（徐艺齐医案） 患者，男，82 岁。

症状：中风后全身浮肿。

处方：五苓散。

二诊：服药 1 周，处方补阳还五汤。

随访：患者完全康复。

医案 2（李志佼医案） 患者，男，72 岁。

症状：患者 3 个月前诊断为中风，症见双下肢痿软无力，走路需要拐杖扶持，便秘，便硬如羊粪，1 周 1 次，小便失禁。

处方：四味健步汤合增液汤、火麻仁、缩泉丸。10 剂。

二诊：服药后，患者大便恢复正常，小便也有所改善，现双下肢痿软无力，口舌干燥。

医案 3（余峰医案） 王某，男，80 岁，北京人。

症状：右脚痿废。

处方：北沙参 30g，麦冬 30g，当归 20g，枸杞子 30g，生地黄 30g，生麦芽 30g，火麻仁 20g，杏仁（捣碎）10g，白芍 15g，酒大黄（后下）10g，炒枳壳 15g，制厚朴 10g，肉苁蓉 30g，黑芝麻（包煎）30g，石斛 10g，玉竹 30g，柴胡 15g，百合 30g，竹茹 30g，木香 10g。1 剂。北京同仁堂取药。

二诊：诸症好转，希望继续服用中药治疗。

按：患者年老，脾胃功能差，故未按照传统治疗风湿的思维治疗，选择从脾胃入手，加强脾胃功能，脾主四肢，脾胃功能强健，气血则充足，四肢功能就会恢复。同时嘱患者服用中药，少量多次，同茶饮一样频服，以减轻胃肠道不良反应。

麻仁丸，增强脾的运化功能，同时通便。患者年老，结合舌象，考虑肝肾阴虚，用一贯煎，久病必郁，将川楝子换成生麦芽，疏肝解郁；久病必虚，肾气亏虚，用肉苁蓉，滋补肝肾、润肠排便；石斛，养胃阴，补肾阴；玉竹，滋阴补气，清虚热。

论发汗过多耳聋

《伤寒论》第64条曰："发汗过多，其人叉手自冒心，心下悸，欲得按者，桂枝甘草汤主之。"

第75条曰："未持脉时，病人手叉自冒心，师因教试令咳，而不咳者，此必两耳聋无闻也。所以然者，以重发汗，虚故如此。发汗后，饮水多必喘，以水灌之亦喘。"

引用杨大华老师：发汗过多造成体液在短期内大量丢失，导致血容量相对不足，左心室的充盈可能会下降，从而引起心脏每分钟搏出量也减少。心脏输出量＝每分钟搏出量×心率，为了维持心脏总的输出量稳定，在每分钟搏出量减少的情况下，人体通过神经调节来提高心率，从而出现心跳明显加速，患者表现为"心下悸"，此刻的心跳加快是体液不足时的代偿表现。

古人发汗通常使用麻黄剂，比如麻黄汤及大青龙汤。麻黄促进代谢以增加产热，从而促进发汗。但麻黄含有麻黄碱，能够兴奋肾上腺素能受体，对心脏有正性肌力与正性频率作用。换言之，麻黄增加心肌收缩力及加快心跳次数。当心跳次数增加时，患者自然会感到明显心悸；当心肌收缩力明显增强时，患者也会出现剧烈心悸，通常会有一种心脏要从胸膛内跳出来的感觉。因此，这种情况下患者会被迫用双手按压胸部以图制止。这一动作完全是出自人体的本能。可知，麻黄是引发剧烈心悸的重要因素，尤其在大剂量使用的情况下，比如大青龙汤用六两麻黄。

"心下"位于上腹部，此处腹肌薄弱，因此腹主动脉跳动容易被感知与发现。"心下悸"是腹主动脉剧烈波动，应该是心脏剧烈搏动波及的结果。麻黄能兴奋血管运动中枢，"心下悸"是否也有麻黄参与的可能？这是值得讨论的。

从上述的分析可以知道，第 64 条描述的是心脏及大动脉的异常兴奋、剧烈跳动，其中涉及血容量不足时的代偿机制，以及麻黄的心血管系统兴奋作用。然而，血容量不足可以随着增加饮食来纠正，麻黄的不良反应可以随着停药后药力被逐渐代谢而消失。如果是长时间的心悸及大动脉搏动亢进，那么，需要考虑交感神经兴奋性亢进。此刻，交感神经功能处于高度敏感状态，短期内不能恢复正常。

第 75 条，汗出过多，患者耳聋，说明上述某一环节出现障碍。那么，最有可能出问题的是哪一个环节呢？我们知道，在脱水时，可能会导致听神经功能障碍，从而出现耳聋。但是，如果是听神经功能障碍，那么，其他脑神经会不会也同时出现功能障碍？应该也会，如嗅神经，患者应该同时出现嗅觉障碍。条文没有说明，可以默认不存在。也就是说，脱水导致听神经功能障碍的可能性不大。

大量发汗→脱水→血液黏稠度增加→促进血栓形成→内耳血管血栓形成→听觉形成障碍，这种情况属于耳中风，也会出现耳聋。但是，双侧同时出现耳中风应该属于小概率事件，其发生的可能性不大。我们不妨把眼光盯在纤毛细胞上。纤毛细胞位于内耳，又叫听觉感受器。

大量出汗→血容量不足→纤毛细胞脱水→神经冲动形成障碍→出现耳聋，这一推测倒是符合实际的。

另外，内耳淋巴液丢失也是一个因素。脱水→组织液被吸收入血→内耳淋巴液被过度吸收而减少。内耳淋巴液参与听觉形成。基于这种认识，双侧耳聋首先考虑听觉细胞脱水，其次不排除内耳淋巴液减少，二者都是可逆的。

张博按： 杨大华老师对脱水引起耳聋的分析，对治疗耳聋有很好的提示作用，可以用补充血容量，纠正细胞缺水和淋巴回流的方法。

（张 博 整理）

更年期皮肤瘙痒（李静医案）

王某，女，49 岁。

主诉：皮肤瘙痒 1 年。

症状：双手背、胳膊、脸部、脖子等处皮肤瘙痒，皮疹不明显，抚之碍手，春夏发作，秋冬好转，夜晚瘙痒严重。

处方：二仙汤，加徐长卿、路路通。

二诊：患者服药3剂，疹出；服药6剂，疹退痒止。

按：提示皮疹瘙痒，在治疗过程中疹出，不一定是坏事，要继续观察。

异常皮疹（张博医案）

患者，女，全身散在异常皮疹，色红，痒痛，晨起出现，午后或晚上消失。经过问诊，诉每日夜间开空调，白天不开。

嘱患者此为空调引起的皮疹，晚餐要服用易消化食物，别吃水果。

按：夜间毛孔受寒关闭，体内湿热散不出去，发为皮疹。饮食，尤其是晚餐，注意少湿少热。提示临床诊疗要考虑天气。天热，会用空调，要考虑空调引起的皮肤病；夏天水果多，多考虑胃肠疾病。古代没空调，所以岭南无伤寒。

服药后犯困（张博医案）

医案1

症状：汗疱疹后予中药，服用中药后嗜睡，白天、晚上都犯困。平素素食，喝茶多。

处方：土茯苓30g，甘草15g，生栀子12g，黄芩15g，柴胡10g，当归30g，泽泻15g，车前草30g，生地黄30g，连翘15g，白鲜皮15g，地肤子15g，蛇床子15g，秦皮15g，龙胆10g，麸炒苍术15g，牛膝30g，黄柏10g，生薏苡仁10g，生牡蛎30g，蜜桑白皮15g，生黄芪60g，忍冬藤30g。

医案2

症状：因为工作和家人生病，近4年眠差，纳差，长期吃素。

处方：炙甘草15g，柴胡15g，生白芍20g，麸炒枳壳15g，猪苓12g，桂枝12g，生白术30g，生龙骨20g，生牡蛎20g，玉竹12g，甘草

6g，肉桂 6g，茯神 15g，肉苁蓉 15g，炙淫羊藿 15g。

二诊：服药 1 剂，睡到第 2 日下午三四点，电话都未吵醒。精神佳，纳香。

巩和平按：柴胡配黄芩，清肝热；苍术配牡蛎，调整自主神经，睡眠会改善；重用生地黄，有助于睡眠。

张博按：医案 2 中，患者既往精神过于紧张，处于一种神经衰弱的病态亢奋状态，服药后困是身体恢复正常的感知，需要停下一些事，好好睡一觉、休息，让自己真正重新满血复活。

吴章武按：越紧张的人越精神。

对药总结

射干、威灵仙，治疗梅核气，咽部淋巴滤泡引起的异物感。

射干、蝉蜕，治疗咽喉痛痒。

蒲公英、郁金，治疗慢性胃炎，厌食油荤者（不想吃肉）。

山萸肉、女贞子，合补中益气汤，可升高白细胞。

骨碎补、补骨脂，治疗老年人腰膝关节退行性病变。

淫羊藿、骨碎补，合四味健步汤，治疗老年人腰膝酸软，迈步不力。

柴陈泽泻汤、苓桂术甘汤，治疗厌食水果。

泽泻、柴胡，治疗各类水肿。

（巩和平）

不明原因鼻出血

凉血止衄汤。生地黄 30g，水牛角 30g，黑栀子 15g，生石膏 40g，知母 20g，天冬 20g，茜草根 15g，大黄（后下）10g，怀牛膝 10g，荷叶 12g，代赭石 30g，肉桂 3g。

《苓桂术甘汤证，掀起你的盖头来》读后感

张博：读了杨大华老师的《苓桂术甘汤证，掀起你的盖头来》，有些体会和大家分享一下。

杨老师认为，苓桂术甘汤证含有肠管因吐下诱发而呈现逆蠕动的兴奋状态。起则头眩是继发表现，应该是直立性低血压的症状。起，暗示患者处于卧床状态；头眩，是低血压引起脑供血不足所致。因为吐、下导致体液减少，血容量不足是低血压的重要因素。当然，自主神经功能失调的因素也是不能排除的。同时提出，脉沉紧值得琢磨。恰如大黄附子汤条文的脉弦紧，是伴随胁下痛出现一样，脉沉紧最有可能是起则头眩的伴随表现，即处于直立状态下的脉象。患者因体位改变出现脑供血不足后，机体势必进行自身调节，短期内血容量不可能增加，只能通过增加心率及收缩血管来纠正。当血容量不足时，脉象呈现沉脉；血管收缩时，脉象表现为紧脉。

结合外治的经验谈一下，现在很多人膈肌、腹壁紧张，有压痛感，在揉腹时，有明显的水气声，像一个装了一半水的水囊。此类患者大多有纳差，食入即饱。膈肌的紧张，同胸胁胀满可以对应，也可以解释为什么呕吐之后心下逆满。因为膈肌和腹部肌肉、筋膜处在紧张收缩状态，而这种紧张会沿筋膜系统向上传导，"气上冲胸"，向四肢传导，"脉沉紧"；这种张力还可以沿着筋膜系统传导到胸锁乳突肌，引起脑后疼痛，目眩（风池在脑后）。

中医内科多只考虑脏腑、血液、神经、体液内在的联系，而忽视了肌肉、筋膜外在的力学因素。《伤寒论》最大的优势在于少讲理论，不去过多纠结为什么如此处方，而是告诉你，有什么样症状，你就用什么方。

赵静：苓桂术甘汤中，桂枝、甘草放松膈肌，茯苓、白术利胸腹肠水气。白术、茯苓药对，及其配伍补气、理气、除湿药组对，对脾虚者紊乱的胃肠激素和免疫功能有一定改善作用。桂枝、甘草组合，治疗直立性低血压；甘草有镇静神经的作用，有效抑制肠管逆蠕动兴奋。

吴章武：呕吐时膈肌紧张，上抬。补水、通便，腹肌松弛腹腔压力变小，缓解膈肌上抬，腹肌压力变小，腹主动脉及静脉回流顺畅，血压下降。

谢少芬：大量呕吐会引起低钾。

张博：呕吐之后，失去水分和钾，电解质紊乱，细胞内高渗、高钠，白术可以加强钠钾离子交换，水分进入细胞内，钠排出，所以白术有通便、利尿、排钠的作用。要清楚生理，不能泛泛说白术补水或补气，要明白白术什么情况下可以补水，又为什么可以利尿，纠正电解质紊乱。

肾着汤治腰痛，跟白术可以通便有关，便秘容易引起腰腿痛。白术增加了肠道细胞水分，肠道更松弛润滑，大便通畅，腰椎牵拉力减轻，筋膜张力减小疼痛缓解。

自制验方治疗带状疱疹（余峰医案）

制作方法：活蚯蚓（红色的更佳）清洗掉泥沙，放入加有适量的冰糖容器里，1小时左右，会有黏液析出，此时再加入少许冰片即可使用。

适应证：带状疱疹的疼痛、小面积的烫伤，效果明显。

用法：外用。

许斌按：此方法效果佳，后因患者嫌方法麻烦，应用减少。可用干地龙打粉，外用同样有效；青黛、冰片也有效；小柴胡汤合升降散、瓜蒌红花汤，效果也好；六神丸外用，治带状疱疹效果也很好。带状疱疹是中医治疗的优势病种。

自制验方治疗急性腰扭伤（余峰医案）

很多中药，治疗某些疾病，新鲜的要比干品疗效好一些。

制作方法：成熟栀子，用白酒浸泡。

适应证：急性扭伤红肿，排除骨折、脱臼。

用法：把栀子从酒坛子里面捞出来，打碎，用棉纱布将其包裹，外敷红肿处。多数患者1日愈。

自制验方治疗小儿尿床（余峰医案）

制作方法：金樱子（鲜），用蜂蜜浸泡。

适应证：小儿尿床。

用法：取蜜制金樱子，煮水饮用。

口感酸甜，小儿喜饮，治疗效果佳。

产后腹痛

临床中多关注产后疼痛，其实孕妇孕期就已经有疼痛问题，但是大部分医生和孕妇都不知道如何解决，只能硬扛。肌筋膜理论能更好地解释孕产妇疼痛问题，并且基于此的治疗效果也更高效。

外台茯苓饮、四逆散中都有枳实，枳实可收缩平滑肌，所以可以用于盆底肌修复、腹直肌修复，产妇在孕产过程中，肌肉出现问题，紧的松解，松的激活，可以通过调整筋膜系统治疗，而不只是盯着骨盆异常。

（张　博）

一例老年腹泻看中药治症思路（巩和平医案）

巩某，男，70岁。3天前出现腹泻，一日数次，黄色水样便，无腹痛，伴乏力，恶心，予生姜泻心汤2剂，无效。今日腹泻未解，恶心严重，食入即吐，无法进食，发热，予小柴胡颗粒，热解。症见黄绿色水样便，恶心，食入即吐，精神萎靡。探讨后期治疗及思路。

巩和平按：时是发热，恶心，腹泻黄水样便，考虑寒热交错，升降失常，故用泻心汤。

郭清源按：考虑为秋季腹泻，可用五苓散。秋季腹泻大便特点为蛋花样便，粪水分离，严重者可致脱水。

王幸福按：予理中汤合桃花汤加减。仙鹤草60g，白晒参15g，怀山药50g，苍术50g，干姜30g，石榴皮10g，煅牡蛎100g，炙甘草30g。3剂。水煎服，少量多次频服。

止泻后轻量调补脾胃。熬怀山药小米粥，禁食其他食物。

急则治其标，缓则治其本。

此案用生姜泻心汤、葛根芩连汤均不对，无热证时，处方黄芩、黄连，太凉易伤阳气。

五苓散虽对证，缓不济急，可以用半夏泻心汤。黄芩 3g，黄连 30g，干姜 30g，人参换成仙鹤草 50g，变通处理亦可。应根据患者不同、症状不同，调整泻心汤里的药物比例，要抓住主症，调整药物的药量。

这例医案主症是腹泻，用小柴胡汤时，可以加干姜用量，同时把人参换成仙鹤草。

不管是泻心汤，还是葛根芩连汤、小柴胡汤、柴胡桂枝干姜汤、五苓散，无论用哪个方治疗，心中的主见和核心药物是不能变的。急性腹泻如果处理不好，无西医做后援，是很危险的，有生命危险，容易导致失液脱水、电解质紊乱。所以用中医治疗时，要胆大心细，大刀阔斧，重剂重用。

魏庆富按：每个方子都是除顽疾的利器，要领是抓主症，灵活变通药量，突出重点，急则治其标。

陈晨按：以法立方。本例医案是收涩、燥湿为法治标止泻，温中、补虚为法治本扶正培元。在此立法基础上选择核心用药，核心用药选对了也能自成君臣佐使，不必拘泥于经典方证的框架。桃花汤收涩，理中丸温中补虚，即是由法立方。方证思维转变为药证思维。仙鹤草、石榴皮、煅牡蛎收涩；苍术燥湿；干姜温中；仙鹤草、白晒参、炙甘草、山药补虚。

王幸福按：我从《伤寒杂病论》中悟出了很多道理、想法、治法。看书要入得进去，走得出来，才是会看书，不是被动地接受各种学说理论。所有的医书都是万变不离其宗的。

脑瘤（黄炜医案）

症状：患者口渴多饮多尿，鼻饲，活动不灵，怕冷，诊断为脑瘤。

处方：真武汤。

二诊：症状稍缓解。（咨询余峰师兄后）处方五苓散。

三诊：多饮多尿减轻，予五苓散加麻黄、附子、细辛。

四诊：多饮多尿明显减轻，精神好转，正常饮食，不再鼻饲。

王幸福按：脑瘤会压迫神经，临床用药时要兼顾，可用麻黄、附子、细辛。用芳香开窍法去刺激神经、激活神经，可用马钱子。

遇热皮肤刺痛（高卫东医案）

症状：患者洗热水澡后，出现面部和颈部泛红刺痒痛。

处方：鬼箭羽、忍冬藤、甘草。水煎外洗。

二诊：1剂显效，愈。

心悸（周厚田医案）

患儿，男。

主诉：心悸1年余。

症状：现患儿心悸，心率每分钟130～150次，自觉坐着心脏要跳出来，多处求医未果而辍学，脉弦数，舌质暗红，苔薄白，唇色暗，指甲色暗红。

处方：血府逐瘀汤加龙骨、牡蛎。

二诊：服药7剂，症消，脉平，心率每分钟72次。原方巩固7剂。

三诊：继服7剂而愈。

酸枣仁替代

关于在临床上何药可以替代酸枣仁进行讨论。

胡声华：首乌藤、金雀根可暂代酸枣仁，供参考。亦可以用黄精、五味子、丹参三味药，效果好。

巩和平：可用酸枣根50～60g。

周厚田：失眠、苔厚腻者，用半夏、竹茹、茯神三联；舌质瘦偏红者，用丹参、牡丹皮、栀子三联；舌尖红、大便干者，用天王补心丹；心肾不交者，用交泰丸；镇静安神者，用龙骨、牡蛎。

付东升：临床睡眠问题，可以用竹茹90g，浮小麦120g；大便干燥者，用生地黄90g，龙骨换成珍珠母。睡眠问题往往是有家族史的，基因上存在SNP位点变异，导致兴奋性神经递质异常。靶向单胺氧化酶A（MAO A）如果是纯合变异，导致单胺氧化酶活性下降，单胺类神经递质水平升高。多巴胺、去甲肾上腺素都是单胺神经递质，多巴胺严重升高考虑是精神分裂。这种情况下单用中药效果往往不太好。

桃核承气汤治疗精神无状

医案 1（张虎医案） 患者，女，初二。

症状：上课时频繁站起大吼，自诉不站起大吼能"憋死"，影响他人学习，被迫休学，精神病院住院治疗无效。

处方：血府逐瘀汤合桃核承气汤。

二诊：服用 3 剂，经来，下黑血量多。病愈。

医案 2（巩和平医案） 患者，女。

症状：自诉神仙上身，口中念念有词，胡言乱语，好多善男信女找其求神、上香。

处方：桃核承气汤。3 剂。

药后患者恢复正常，症状全无。

小儿感冒咳嗽（余峰医案）

患儿，男，4 岁。

症状：因天气转凉且阴雨绵绵，致感冒咳嗽，伴干呕。

处方：小柴胡颗粒、复方板蓝根颗粒、玄麦甘桔颗粒，各 1 小包，沸水冲化，小口频服。

温水泡脚，约半小时之后，在后背心肺区域（即两肩胛骨之间的中间位置）闪罐 10 次左右，以祛除风寒之邪。约 1 小时，咳嗽之声渐止，后上床休息，鼻息之声均匀柔和，病已去矣。

按：加入复方板蓝根颗粒是因为现代药理研究表明，此药具有良好的抗病毒作用，临床证实，加与不加，效果确有明显的不同。

闪罐疗法，可以快速地祛除肺部的风寒之邪，从而减轻肺部的负担，令肺脏的开合肃降功能快速恢复正常。

几味止血药总结

地榆鞣质具有收敛作用，能与蛋白质结合形成不溶于水的大分子化合物，沉淀在黏膜表面，从而起到止血、保护黏膜等多种作用。地榆制炭后鞣质含量降低，且随温度升高、时间延长而逐渐降低。地榆炒焦可止血，考虑鞣质含量和与止血作用密切相关的钙离子含量的大幅度增加有关。

贯众对子宫平滑肌有显著的兴奋作用，收缩增强，张力提高。炒炭后止血作用增强，出血时间和凝血时间比生品明显缩短。

白头翁没有明显的止血作用，主要是通过消炎灭菌，保护血管内皮细胞不被炎症和细菌破坏。

地榆不光可以治疗崩漏，对消化道出血效果也很好。白头翁单独止血效果有限，但对炎症细菌导致的出血效果更好。贯众止血，对宫血有效，断血流又能缩血管，还能增强子宫收缩，所以宫血效果很好，同时还能治鼻衄。当归可活血，同时可加强子宫收缩。生地黄有促进骨髓造血和镇静作用。龟甲也可通过增加游离钙增强止血功效，和地榆炭效果一样。益母草可以加强子宫收缩，维持效果时间长，但是起效缓慢，和缩宫素配合，效果加倍。

治疗消化道溃疡，地榆可以略炒焦，甘草可以修复黏膜。

（张　博）

抑郁青少年莫名胸痛

张博：十三四岁的患儿，莫名胸痛，考虑是腹直肌牵拉，腹直肌附着于第5肋骨，通过松解腹直肌就可以很明显缓解疼痛。内服药不如直接松解肌肉效果好。后脑疼痛也可以通过松解腹部肌肉缓解。

吴章武：临床治疗肩袖损伤，在针灸的基础上，配合松解相关肌肉、肌肉连接点，效果很好。